中医抗癌新思维三十二讲

谢文纬 著

U0335220

全国百佳图书出版单位

中国中医药出版社

·北 京·

图书在版编目（CIP）数据

中医抗癌新思维三十二讲 / 谢文纬著 . —北京：中国中医药
出版社，2021.2（2025.3重印）
ISBN 978 – 7 – 5132 – 6636 – 9

Ⅰ . ①中… Ⅱ . ①谢… Ⅲ . ①癌—中医治疗法
Ⅳ . ① R273

中国版本图书馆 CIP 数据核字（2021）第 003890 号

中国中医药出版社出版

北京经济技术开发区科创十三街 31 号院二区 8 号楼
邮政编码 100176
传真 010-64405721
北京盛通印刷股份有限公司印刷
各地新华书店经销

开本 880×1230 1/32 印张 6 字数 260 千字
2021 年 2 月第 1 版 2025 年 3 月第 3 次印刷
书号 ISBN 978 – 7 – 5132 – 6636 – 9

定价 32.00 元
网址 www.cptcm.com

服 务 热 线 010-64405510
购 书 热 线 010-89535836
维 权 打 假 010-64405753

微信服务号 zgzyycbs
微商城网址 https://kdt.im/LIdUGr
官 方 微 博 http://e.weibo.com/cptcm
天猫旗舰店网址 https://zgzyycbs.tmall.com

如有印装质量问题请与本社出版部联系（010-64405510）
版权专有 侵权必究

自 序

　　《中医抗癌新思维三十二讲》最初是以音频模式，通过互联网传播中医抗癌的独特治疗思想。对读者来说，音频不需要通过眼睛，因为在当今信息大爆炸的年代，我们的眼睛太累了，看书用眼睛，使用计算机用眼睛；此外，每个人平均一天还要花费 2 ～ 6 个小时盯着手机。这样过度用眼睛，必然影响我们的专注力，因此通过眼睛接受知识会打折扣，知识留在脑中的印象会愈发浅显。或许是因为这个缘故，依靠听来接受知识的付费课程应运而生，并且正在成为一个潮流。

　　我虽年过七十，但至今还工作在临床一线。我遇到的大多数癌症患者，患的癌症本来对放化疗不敏感，却被用了放化疗，结果癌症没有控制住，反而损伤了身体。此外，对于诸多高中分化大肠癌、乳腺癌、肺癌患者，要说服他们在术后不做程序化的 6 次化疗，代之以中医无毒大剂量抗癌法抗癌是件难事，阻力来自家庭，也来自西医。我撰写本书的初衷正是要向癌症患者讲清，西医的放化疗为何只适合治疗 5% 的高恶性度癌症，而不适合治疗 95% 的低恶性度癌症。我从癌症究竟是一种怎样的病开始，逐步讲到引发癌症的各种复杂因素、癌症治疗的难点，以及如何预防癌症，特别是在饮食、心理调节方面预防癌症。当然重点是讲解中医无毒抗癌治疗，以及中西医应该如何互补治疗，从而让患者获得最佳的治疗效果。原本讲座只有二十四讲，当这个课程被引进更大的平台时，又应要求增加了八讲，分别是肺癌、大肠癌、肝癌、胰腺癌、乳腺癌、宫颈癌、前列腺癌和喉癌的防治。

这种防治除了介绍西医学的治疗，也讲了我治疗的经验，例如喉癌本是一种恶性度不高的癌症，我的经验是万万不能用化疗，可是患喉癌的某著名电视节目主持人李某却选择去美国梅奥诊所治疗，其实就是选择了有毒抗癌治疗。放化疗杀不死癌细胞，只能不断加大剂量，治疗是残酷和痛苦的，并且是昂贵的，可又以失败告终。而与此同时，另一位喉癌患者经西医手术和放疗后复发，他走投无路，最后求治于我，或许是中医无毒大剂量抗癌法非常适合治疗这种低恶性度癌症，结果这位喉癌患者在服了我开的中药半年后，癌症竟然完全消失，他获得了痊愈。一位名人花了巨资，接受的是有毒抗癌治疗，最后却不治；另一位平民百姓，因为有医保没花多少钱，接受的是无毒抗癌治疗，却获得治愈。由此看来治疗癌症并不是花钱越多效果越好，而是要选对治疗方法。

中医曾有很长一段时间被边缘化，并受到一些人的偏见和非议，被认为是"伪科学"，这或许是因为中医治好了病，却讲不清其中的道理。其实中西医是两个不同的医学体系，中西医诊治思维完全不同。有人说把复杂的东西简单化是智慧，把简单的东西复杂化是知识。中医可能是前者，而西医是后者。

中医把身体看成一个大的系统，从整体上来认识人的生理和病理，这个系统和谐平衡就是健康，反之就是病态。道理简单明了，也反映出自然的质朴无华。由于中医的理论不能被科学界所接受，于是面对重大疾病和各种疑难病症，特别是西医疗效不好的病种，只好用中医独特的疗效向西医证明，也是在向世界证明中医在人类健康中是不可或缺的。

新型冠状病毒肺炎疫情给中医带来了展示自己的机会，面对这场史无前例的病毒性传染病，西医没有治疗病毒的特效药，用一些治疗其他疾病的传统西药例如抗疟药尝试，疗效很有限，于是对于重症患者只能用支持疗法，送入 ICU 病房，采用各种昂贵的抢救措施，但最后还是不治。西医的研究都是在实验室进行，除了需要投入大量的人力和资金，更需要时间，疫苗的研制需要时间，而特效药的开发更是遥遥无期。然而中医团队进入抗疫一线后，与西医完全不同，他们仅凭望、闻、问、切四诊，便开出了有针对性的中药处方，这种治疗不是被动的保守治疗，而是主动的扶正祛邪疗法。虽然中药也没有特异的抗病毒作用，但却有抗病毒的广谱作用，如果用上群药，作用是可观的，这是几千年来中医抗瘟疫积累的经验。除了祛邪抗病毒，中医通过调节阴阳平衡，还可激发人体免疫力。这种仅靠四诊临证的治疗，使中医对新型冠状病毒肺炎取得了举世瞩目的疗效，并且几乎没有副作用。

面对一种新的疾病，其实对中医和西医来说都是一场严峻的考验，谁的疗效好？谁的副作用小？谁的价格实惠？老百姓心里清楚，他们是务实的，他们看重的是疗效，也会看副作用的大小，治疗成本的多少。中医之所以在各种打压下依然能存在，依然能发展，靠的就是疗效。

西医研发一个化学药品，需历经几年，甚至十几年的时间，不仅需要投入巨资，而且医药团队需不懈努力。西医尽管讲数据、讲科学，但大部分数据来自实验室，来自动物试验，并非直接来自人体试验，虽然最后也做人体临床观察，但却转了很大圈子，打了很多折扣，才转到人体，其间花费了巨大的财力和人力不说，当新的化学药品被推向市场，或许开始有效，但很快发现有副作用和耐药等诸多问题，于是不得不放置在一边，甚至面临淘汰，西医只好再进入下一轮的研发，投入更多的资金，这就是西医研发体系的怪圈。西医对疾病的认识和所用的药物总是在不断更新，今天对疾病的认识和所用的药物可以推翻昨天对疾病的认识和所用的药物，而明天对疾病的认识和所用的药物又可以推翻今天对疾病的认识和所用的药物。

而中医则是万变不离其宗，几千年前的经典名方至今仍被广泛应用，四诊八纲至今仍然是中医诊断疾病的基本方法。中医新药方的产生不是来自实验室的研发，而是来自临床的实践，来自用中药治疗患者的直接经验，一个有效的药方治好一定数量患相同病的人，便形成固定的经验方，治疗新型冠状病毒肺炎的经验方就是这样形成的，例如清肺排毒汤和新型冠状病毒肺炎一号方，疗效均在 90% 以上。

然而中医的药方又是多变的，每一个患者，每一诊，都会随病情的变化，随患者体质的不同，随气候、地域的不同时时变化。在浩瀚的中医古籍中留下的中药方足有百万之多，这可能使西医看得眼花缭乱、目不暇接，其实每个药方不过是凝结了某一位中医对疾病的认识和自己独特的临床经验。中医唯一不变的是它的核心理论，中医学认为疾病发生发展的根本原因是阴阳失调，因此调整阴阳，补偏救弊，促使阴平阳秘，恢复阴阳平衡是中医治疗疾病的根本之法。中医的这种调和方法源于《易经》，所以自古以来易医同源。

　　《易经》作为宇宙的符号，特别是阴爻和阳爻的排列组合，使伏羲最先画出八卦。经过几千年，周文王又推演成六十四卦，成为《易经》阴阳变化的模式。我们的世界其实就是阴阳世界，我们共存宇宙的本质和运行规律就是阴阳的变化，而这种客观存在的宇宙基本规律居然被我们远古的祖先朦朦胧胧地观察到了，他们坐在旷野的大地上，在夜空中观星星，悟出了宇宙的秘密，或者说悟出了宇宙的天机，他们用无字的先天八卦图、太极图、河图、洛书表述出了宇宙的本质与运行规律，这就是宇宙的阴阳之道。《易经》是中国古代文明的源头，中医是《易经》派生的，中医和《易经》自古融为一体。既然中医的阴阳理论体现了宇宙最基本的运行规律，那么中医成为经久不衰的医学，甚至说中医是一门永恒的医学都是不为过的。

谢文纬

2020 年 11 月 11 日

　　我是谢文纬医生，我是一个中医，共和国同龄人，北京中医药大学七七届毕业生。20世纪80年代，我曾留学美国，有一本书《一个中医在美国》就是写我在美国的经历。我曾在美国克利夫兰市Case Western Reserve大学医学院任高级研究员，因为有这个身份，我在美国医学院首开中医课，成为历史上第一个在美国医学院开设中医课的人。同时我也在克利夫兰市社会大学开设中医课，目的是希望在西方进一步传播中医。在克利夫兰市社会大学，我的许多洋学生服务于一家美国草本自然阳光公司，这个公司也生产一些中成药，在我的帮助下他们对中药有了新的认识，推动了公司中成药的销售。回国前，在洋学生的撮合下，我将自己的一个抗病毒提高免疫力的中药方交给了这家公司，他们生产了这个中药，至今已有30余年，如今成为美国的热销产品。

　　回国后，我遇到一件不幸的事，自己唯一的儿子患脑癌，经过西医手术、放疗、化疗，最后不治。治疗是残酷和昂贵的，治疗结果却是失败的。受到这样的打击，无论对一个人还是一个家庭来说，痛苦都是刻骨铭心的。于是我立志攻癌症，发奋要另辟蹊径，寻找一种痛苦少、副作用小，同时又有效的抗癌治疗方法。1996年，我创办了北京东方癌症研究中心，旨在挖掘、整理、研究中国传统医学，探索攻克癌症的有效疗法。我先后出版了《中医成功治疗肿瘤一百例》《有毒抗癌与无毒抗癌——我的医学思考》《与癌磨，不与癌搏——开启无毒抗癌治疗》《面对癌症，不要怕》等著作，同时不断创造和不断探索，完善了我的中医无毒大剂量抗癌法，近 20 年来救治患者无数，其中包括我的爱人、岳父、兵团战友和其他亲朋好友。现在我希望将自己的无毒抗癌疗法进一步推广，以救治天下更多不幸患癌症的患者。

中医无毒大剂量抗癌疗法与目前西医的有毒抗癌治疗完全不同，它不是强攻，而是一种缓攻。这是一种不伤害身体，能够促进人体免疫力、激发自愈力的抗癌疗法，但又不同于传统中医调理五脏、平衡阴阳的辨证论治，也不同于现代中医对癌症扶正或以毒攻毒的疗法。中医无毒大剂量抗癌疗法的提出结合了西医学对疾病的认识，结合了我个人几十年的临床经验，采取辨证与辨病相结合，交替选用各种无毒或低毒而有抗癌作用的中药，并对癌症进行极限施压。

中医无毒大剂量抗癌疗法特别适合治疗高中分化的低恶性度癌症，而这类癌症约占人类全部癌症的 95%，是西医目前治疗的空白，或者说是西医的短板，因为西医以放化疗为代表的有毒抗癌治疗，只适合治疗高恶性度癌症，而这只占人类全部癌症的5%。遗憾的是，西医近一个世纪以来，却将治疗高恶性度癌症的有毒抗癌疗法广泛用于治疗低恶性度癌症，造成了很多误伤。也使许多亲身经历了这样治疗的患者饱受痛苦，而更使患者家属痛心的是，这种昂贵和残酷的有毒抗癌治疗并不能挽救患者的生命，结果往往是人财两空。因此，我认为目前医学界将治疗高恶性度癌症的放化疗广泛用于低恶性度癌症是一种过度治疗。医学界对这一问题应该有清醒的认识，并且采取相应的政策导向，就像我们制定不许滥用抗生素的相关政策那样，对癌症患者同样不能滥用化疗。

我希望通过 32 讲，每讲大约 20 分钟，全部课程大约 10 个小时的时间，把医学中的这个问题讲清楚。我会尽量应用西医学知识，以及我个人在临床上治疗癌症患者的经验和案例，向大家介绍我的抗癌新思维，介绍我的中医无毒大剂量抗癌疗法，同时说明为什么西医用治疗高恶性度癌症的有毒抗癌疗法广泛治疗低恶性度癌症是一种误治。既然西医目前还没有治疗低恶性度癌症相应的有效的方法，那么我的中医无毒大剂量抗癌法的提出和应用，正好可以填补这个空白，同时给不幸患了癌症的患者多一种选择，如果不愿意接受放化疗，特别是在手术后不愿意化疗，可以选择中医无毒抗癌治疗。

为了使广大读者更好地认识我的中医无毒大剂量抗癌疗法，我会由浅入深地从对癌症粗浅的认识开始，逐步讲解引发癌症的各种复杂因素、癌症治疗的难点，以及如何预防癌症，特别是从饮食、心理调节方面防治癌症，而我整个课程的重点则是讲解中医的无毒抗癌治疗及中西医应该如何结合，如何互补治疗，从而让患者获得最佳的治疗效果。当患者临床上应用化疗、内分泌药、靶向药而出现耐药时，我们应该如何应对？如何配合我的中医无毒抗癌疗法克服耐药？我会根据自己的临床经验和案例为患者出招，制订可行、有效的治疗方案，帮助大家克服这个最令人烦恼的耐药问题，而耐药是许多癌症患者治疗失败的根本原因。总之，如果读者有耐心学完我的全部课程，相信无论是医生，还是患者或家属，一定会有特别的收获，因为你们学到的是一种抗癌新思维，一种具有颠覆性的抗癌新理念，一种与正规有毒抗癌治疗完全不同的无毒抗癌治疗，一种切实可行的中医治疗。如果你是一位癌症患者，同时又相信中医，又懂得良药苦口的道理，那么面对癌症，你便不会惧怕，因为你又多了一种可供选择的抗癌治疗方法，这是不伤害身体的抗癌治疗，可以与癌症慢慢磨，在生活质量不受影响的情况下，与癌症周旋，带瘤长期生存，甚至最后战胜癌症。

谢文纬

2020 年 6 月 8 日

目录

第一讲　癌症究竟是一种怎样的病

癌症对于许多人来说是一个可怕的字眼，许多人谈癌色变，因为癌症是一种致死性疾病，癌症至今没有被医学攻克。全球肿瘤统计结果显示，2018 年全世界估计有 1819 万癌症新增病例和 960 万癌症死亡病例。而我国 2018 年新发癌症病例为 380 万人，死亡病例为 229 万人，排名世界第一，并且正以每年 3.9% 的发展速度递增。对癌症控制和治疗，这样糟糕的数字，自然会引起人们的"恐癌症"心理，这是可以理解的。

那么癌症究竟是一种怎样的病？

癌症不同于生物中的任何一种疾病，它可以说是地球上最复杂的一种疾病。癌症并不是人类特有的，几乎所有的动物都会得癌症。几十年前，一项研究证实，用同一种化学致癌剂作用于昆虫、爬行动物、鱼和哺乳动物，总共 39 种动物，结果都诱发出了癌症。在自然界，还发现病毒能诱导许多动物发生肿瘤。植物也一样，也有类似肿瘤的生长，如西红柿茎秆上的赘生物。可见，癌症不只是人类独有的疾病，癌症广泛存在于生物界。

公元前 400 年左右，西医学之父希波克拉底发现乳腺、胃和子宫的恶性肿瘤现象，他将这种现象比喻为"螃蟹"。癌症的英文名称为 cancer，与星座中"巨蟹座"的英文名称一样，因此螃蟹成了癌症的英文名称。两者之间也的确有相似之处，癌细胞通常会像螃蟹那样四处蔓延、横行无阻。据说，肿瘤肿胀的静脉看上去就像是螃蟹的脚，而且一些恶性肿瘤有中心核，核周围有伪足，与螃蟹确实相似。癌细胞容易转移扩散的特点和螃蟹喜欢四处爬行也一样，所以早期的西医把癌症比作外形凶恶、善于爬行的螃蟹应该说是很形象的。

中医很早就发现了癌症这种疾病，在宋朝，乳腺癌被称为乳岩，岩是岩石的岩。到了明代，《仁斋直指方》一书明确指出："癌者，上高下深，岩穴之状，颗颗累垂，男多发于腹，女多发于乳。"在中医，岩与癌症相通。以岩石的坚不可破来形容癌症难以治愈的特征，描述也可谓入木三分。无论岩石也好，螃蟹也罢，都代表了中医或西医早期对癌症特性最朴素的描述和认识。而癌症这个至今尚未被人类攻克的"绝症"，在西医学来看，无论是病因和病机都远比人们想象的要复杂得多。

当然如果按西医学最简单的认识，我们也可以用一句话来概括，肿瘤就是细胞的异常增生。正常细胞的分裂本来是有规律和周期性的。1961 年美国学者提出，生物细胞在成长过程中，分裂次数和周期是有规律的，细胞分裂并不是无限的，到了一定阶段，细胞的分裂就会停止，出现细胞的衰老和死亡。人的细胞分裂次数大约为 50 代，到了 50 代，细胞就会衰老和死亡。人的细胞分裂周期大约为 2.4 年，以此类推人的寿命应为 120 岁，这是中医所说的天命之年。然而癌细胞却可以无限分裂和生长。1951 年，美国黑人妇女海拉死于宫颈癌，外科医生提取了她的宫颈癌细胞，然后在体外培养进行研究，这些细胞被称为海拉细胞系。尽管海拉早已病故，但她的癌细胞却一直在地球上生存、繁衍，到 2018

年为止，海拉细胞已经在体外培养了 67 年，繁殖超过 1.8 万代，总重量达到 5000 万吨。

那么癌细胞究竟是一种怎样的细胞呢？简单地说，当体内细胞发生突变后，它会不断分裂，不受身体控制，最后形成癌症。西医研究癌症已有百年历史，但对癌症的认识至今还没有完全搞清楚，他们对癌症只能做如下定义：恶性肿瘤是机体在各种致癌因素长期作用下，某一正常组织细胞发生异常分化和过度无限增生，并且具有向周围组织乃至全身浸润和转移的特性，其生长变化快慢与机体免疫功能有关。

癌细胞与正常细胞有很大不同，癌细胞失去了对终止增殖信号的应答，并可传出自主细胞生长和增殖的信号。例如在实验室，正常细胞生长相互接触后，其运动和分裂活动会自动停下来。在体外培养则表现为细胞贴壁生长汇合成单层后即停止生长。而癌细胞在体外培养时，则会逃避接触抑制，导致癌细胞持续分裂，呈多层重叠生长，堆积成立体细胞群。此外，癌细胞与其同源正常组织相比，由于细胞膜上的糖蛋白减少，使癌细胞间的黏附性降低，在体内很容易弥散和转移。

临床上，我们把起源于上皮组织的恶性肿瘤称为癌症，起源于间叶组织的恶性肿瘤称为肉瘤。所以癌症只是恶性肿瘤的一大部分，并不是全部，只是由于肉瘤种类较少，平时我们习惯把癌症泛指为恶性肿瘤。癌症具有细胞分化和增殖异常、生长失去控制、浸润性和转移性等生物学特征。人体各个部位是由不同细胞和组织构成的，除头发、牙齿、指甲外，几乎所有的器官、组织和细胞都可以发生肿瘤。

癌症不是一种病，而是一类病。人体有 200 种以上的癌症，因生长的部位不同而不同，同时也因癌症的恶性度不同而区别。因此癌症又被认为是包含了上百种病的一类病。此外，西医学认为癌症的发生与癌基因密切相关。癌基因是指只要活化便能促使人正常细胞发生癌变的基因，可以分为两类：一种是病毒癌基因，另一种是细胞癌基因。病毒癌基因是外来的，往往与感染有关，如乙肝病毒可引起肝癌；而细胞癌基因是内在的，存在于正常细胞基因组中，一旦发生突变或被异常激活，可使正常细胞转化为癌细胞。癌基因不仅可使细胞癌变，在正常细胞中，原癌基因是有活性的，它的蛋白质产物是促进细胞分裂的生长因子，参与正常细胞的生长、分化和增殖。所以癌基因具有正常的生理功能，它只是在一定条件下才会引起细胞癌变。此外，抑癌基因编码的蛋白质，常为细胞生长的抑制因子，对肿瘤发生有抑制作用，这类基因的缺失或者失活也可以导致细胞增殖失控，促进肿瘤的形成。

目前发现与癌症发生发展相关的基因有数百个，大部分为癌基因，少数为抑癌基因。每种与癌症相关的癌基因都不同，而且每种癌症从早期、中期到晚期，相关的癌基因都会发生变化，特别是经过化疗和靶向药物治疗后，会产生新的被激活和变异的癌基因，主导癌症的发展。西医学对癌症的治疗正在从细胞水平发展到基因水平，而治疗的难题是要面对各种极其复杂和时时在变的癌症，尽管我们采用精准的医学治疗，例如目前非常热门的各种靶向治疗都是对准癌基因的某个靶点，但癌症是动态的，癌基因和其所表达的致病蛋白也在不断变化，因此耐药常常成为精准医学的"拦路虎"。所以我们面对的癌症是狡猾的，善变的，不仅因为癌症是极其复杂的疾病，而且在治疗上癌症是块难啃的

"骨头"。

不过，面对癌症，不要怕！癌症比起其他疾病，毕竟不是来势凶猛的急性病，癌症是一种慢性病，我们有足够的时间对付它，只是我们要选对治疗，就可与癌症进行长期的周旋和缠斗。

癌症具有慢性病的普遍特点，例如病因复杂、多种危险因素、长期潜伏、病程较长，以及造成各种功能障碍等。早在 20 世纪 80 年代，美国就有相关报道称，在 80 岁左右老年人的尸检中，有 1/4 左右的人身体内患有癌症，但这些老人生前并没有表现出与癌症相关的任何症状，他们的死亡也是由于患了其他疾病。因此，癌症其实是一种伴随着衰老而出现的常见疾病。癌症的高发年龄为 60 岁以上，因此癌症被看作是老年病，癌症发病率逐年上升也与人均寿命提高有关。不过老年人患的癌症大部分为恶性度较低的癌症，在身体中发展缓慢，不适合用有毒抗癌治疗，而更适合用以缓攻为特点的无毒抗癌中药进行治疗。

因此，癌症并不可怕，癌症只是一种慢性病，而且随着年龄的增长发生率不断升高。除了具有遗传倾向的肿瘤外，我们更可以认为癌症是一种伴随衰老而出现的常见疾病。有了这种认识，我们应该不惧怕癌症，把心态放平和，尽量选择不伤害自己的治疗，选择无毒抗癌治疗与癌症长期磨。

第二讲　与癌症发生相关的那些因素

　　癌症是一类极为复杂的疾病，与生癌相关的因素更是繁多，要说清这个问题首先要从细胞层面进行讨论。

　　据科学家统计，每个成年人由近 1000 万亿个细胞组成，但人体每天会有几亿个细胞衰老、死亡，同时又有几亿个细胞增殖生长，细胞的生长是以各种细胞的 DNA 遗传基因为模板，如同工厂的模具一样，不断进行复制。在每天生产的几亿个新生细胞中难免出现几个废品，即变异细胞，这种变异细胞在不同致癌因素作用下，有可能转化成癌细胞。

　　那么哪些是致癌因素呢?

　　科学家们经过一个多世纪的研究，认为病毒、霉菌、射线、化学致癌剂等是使异常细胞转化成癌细胞的因素。所以从小孩到青壮年，从中年人到老年人都有生癌的可能。但是绝大多数人并没有患上癌症，这是因为人体有一道天然的防线，那就是我们的免疫系统。免疫系统强的人，能有效地清除变异细胞，因而就不会生癌;而免疫系统弱的人，变异细胞不能及时清除出体外，它们经过几代的突变，就有可能转变为癌细胞，然后不断生长，最后在体内形成癌症。

　　因此，任何年龄的人都可能患癌症，只是随着人年龄增长，癌症发病率会不断上升。一般在 40 岁以上，癌症开始逐渐冒出来，这是因为发生癌症之前存在一个较长时间的潜伏期。当致癌因素作用于人体后，并不是马上发病，往往要经过 10 ～ 20 年的潜伏期。如果在 20 ～ 30 岁经常接触致癌物，要到 40 ～ 50 岁以后才发病，因此患癌症的年龄被大大拖后了。此外，人体的免疫功能随着年龄增长会逐渐减弱，对病变的免疫监视作用自 40 岁起逐渐降低，这使得潜伏在体内的癌细胞有可能发展起来，形成癌症的肿块。

致癌因素并不是只接触一次就会生癌，大多数致癌因素需要多次接触和长期接触，或者说需要一定的积累，如吸烟的人，烟龄越长，患癌症的可能性越大。据统计，30% 的癌症可归因于吸烟，尤其是肺癌、喉癌、口腔癌和食管癌。长期吸烟的人患肺癌的概率是普通人的 10 ～ 20 倍，喉癌是 6 ～ 10 倍，胰腺癌是 2 ～ 3 倍，膀胱癌是 3 倍，食管癌是 4 ～ 10 倍。如果每天吸烟超过 25 支，有 12% 的人会患肺癌，所以预防癌症，戒烟很重要。

老年人的肺癌、胃癌、前列腺癌、大肠癌、宫颈癌等，可能起源于老年人本身早已存在的各种慢性炎症，如慢性气管炎、胃炎、胃溃疡、前列腺炎、肠炎、宫颈炎等。所以积极治疗各种慢性炎症很有必要，而控制慢性炎症不一定要用抗生素，可以服用中药汤剂，中医在诊治这类患者时，除了加入治疗慢性炎症的清热解毒中药外，还可加入提高免疫力和防癌抗癌的中药。

病毒致癌对人类来说最主要的是 HPV 病毒、EB 病毒、HBV 病毒、HCV 病毒。HPV 病毒是人乳头瘤病毒，它主要是通过性传播，所以人乳头瘤病毒引发的癌症，多数是在人体的生殖部位，比如宫颈癌、阴道癌等。有专门调查显示，将近 70% 的宫颈癌病例与 HPV-16 和 HPV-18 这两种病毒关系密切，携带这两种病毒的女性发生宫颈癌的概率会明显增大。人乳头瘤病毒也可引起肛门癌，因为肛门与性器官距离比较近。HPV 病毒还可引起咽喉癌，而口腔与性器官接触是重要的原因。

EB 病毒与鼻咽癌、淋巴瘤、胃癌等多种癌症的发生密切相关。感染 EB 病毒的人数量众多，如果是原发感染，大部分没有临床表现，但是少部分人感染 EB 病毒后，病毒会持续活动，最终导致癌症。HBV 病毒为乙型肝炎病毒，HCV 病毒为丙型肝炎病毒，均可以诱发肝癌。许多患者长期携带这两种病毒，病毒先引发慢性感染，时间一长，会造成肝的损伤，逐渐转为肝硬化，并最终转为肝癌。

化学致癌物数量最为庞大，已知诱发癌症的化学物质有 1000 多种，包括天然的和人工合成的。日常所见的有多环性碳氢化合物，如煤焦油、沥青、粗石蜡等，这些物质中含有 3，4- 苯并芘，是一种重要的致癌物，在烟草中的含量也不少。染料，如偶氮染料、乙苯胺、联苯胺等，均有较强的致癌作用。在日常生活中和自然界广泛存在着化学致癌物，但不能说癌症都是化学物质引起的。即使化学致癌物在癌症的发生过程中起了主导作用，仍然有个量变到质变的过程。化学致癌物经过长期反复作用之后，达到一定量，才会诱发癌症。

辐射致癌是生癌的另一重要因素。1895 年伦琴发现 X 射线，不久人们就意识到了电离辐射具有致癌性。1902 年第一例与辐射相关的癌症，即在辐射造成的皮肤溃疡部位发生皮肤癌被报道后，同样的病例不断被发现。1911 年，首次报道了放射性工作人员患白血病的病例。第二次世界大战后，研究人员开展了大量的辐射致癌的动物实验，随后对日本原子弹爆炸幸存者的长期流行病学调查，都进一步验证了电离辐射的致癌作用。

电离辐射是一种天然存在的基因毒剂，它能直接穿透组织、细胞。机体的任何组织、细胞都可受到电离辐射的攻击，其造成损伤的严重程度和引发的生物学后果除与受照射剂量大小有关外，与辐射源也相关。辐射致癌效应可以是 X 射线、γ 射线、中子等外照射作用的结果，也可以是发生放射性污染后作用的结果，例如历史上乌克兰切尔诺贝利核电站的第四号反应堆发生爆炸。这次灾难所释放出的辐射线剂量是第二次世界大战时期爆炸于广岛的原子弹的 400 倍以上，结果使 27 万人身患癌症。

饮食与生癌的关系更为密切。最新研究数据表明，人类 45% 的癌症与饮食方式和营养因素有关。如不规律的饮食习惯会导致胃癌，喜食滚烫食物易患慢性口腔黏膜炎症、口腔黏膜白斑、食管炎、萎缩性胃炎等病，继而进一步发生癌变。此外，喜食烧烤、腌制食物，吸烟，酗酒均为生癌的因素。而吃饭过快、过饱，就餐环境不愉快也是容易患癌症的因素。

许多食物有致癌性，所以有人说癌症是吃出来的。例如霉变的花生、玉米，含有黄曲霉素可诱发肝癌；咸鱼在加工过程中产生的亚硝基化合物，在体外实验被证明有致癌性，是诱发鼻咽癌的高危因素；生姜腐烂后如果还吃很不好，因为变质的生姜会产生一种致癌物质——生姜黄樟素，这种物质可诱发肝癌、食管癌；水果腐烂后，尽管去除了腐烂部分，剩下的水果也不要吃，因为微生物在代谢过程中会产生各种有害物质，特别是真菌繁殖，有些真菌具有致癌作用，可从腐烂部分通过果汁向未腐烂部分扩散。

对于不霉不烂不坏的食物是否可以不受限制地随意吃呢？我

们需要指出的是，有些食物如果不节制，也可以成为生癌的因素。例如现代研究认为红肉摄入量增加，与结肠癌、肺癌、胰腺癌的发生有关，但致癌的前提条件是长期大量摄入。世界癌症研究基金会建议，每周红肉摄入量不要超过 500g。

空气污染可致癌是大家普遍关心的问题，人们曾经担忧北京的雾霾天气会对健康造成危害，因为可吸入颗粒物被认定为一类致癌物。可吸入颗粒物是指空气中直径小于 10μm 的颗粒物。国际癌症研究机构有充足证据显示，暴露于户外空气污染中的可吸入颗粒物会引发肺癌，还会使患膀胱癌的风险也相应增加。

水污染致癌目前也成为人们关注的焦点，这和国内"癌症村"相继被发现有关。有充分证据提示：饮用水当中的无机砷是肺癌、皮肤癌、肾癌和膀胱的发病原因之一。美国夏威夷大学环境专家董良杰先生说："其实脏水不可怕，可怕的是毒水。我们肉眼看到的往往是发黑、发绿的脏水，大多是浅表水被污染了，其中污染物大多为有机物，通过现有的污水处理办法，是有改善可能的，但如果被铬、砷、汞这类重金属污染，几乎不可能被处理掉，那才是有毒的、致癌的，甚至是致命的毒水。"

以上均是外来有关生癌的因素，还有一个重要的生癌因素则是来自人的主观精神。以女性恶性肿瘤的发生为例，据统计，20世纪 50 年代初期，上海市女性恶性肿瘤中排第一的宫颈癌现在已降至第八位，而乳腺癌却排在了第一位。因为宫颈癌的发生与生孩子多、性行为混乱有关，而乳腺癌的发生则与营养过剩、哺乳过少、不良情绪有关。2000 多年前，古罗马的盖伦医生就发现患乳腺癌的妇女常患有忧郁症。

据统计，90% 以上的肿瘤发生与精神、情绪有直接或间接的关系。精神创伤、不良情绪可能成为患癌症的重要原因。现代心理研究结果表明，工作和学习上的长期紧张、工作单位和家庭中的人际关系不协调和生活中的重大不幸是致癌的三个重要因素。因为精神因素与人体免疫功能密切相关，精神抑郁等消极情绪作用于人的中枢神经系统，会引起自主神经功能和内分泌功能的紊乱，继而使机体的免疫功能受到抑制，于是潜伏在体内的癌细胞就会突破免疫系统的防御，过度增殖，形成癌症的病灶。此外，精神因素对癌症的发展、扩散也起着非常重要的作用。这点已被美国弗农·赖利博士的动物实验证实。他用声光刺激动物，使之产生紧张、焦虑，结果，动物免疫系统的防御能力大大减弱，并诱发了潜伏在胸内的肿瘤。

概括起来，癌症不像其他疾病那样病因单一，发病机制简单，癌症是一类极为复杂的疾病，与癌症发生相关的因素很多，包括化学致癌物、辐射、病毒、慢性炎症、食物污染、空气和水的污染，还有人自我的精神失调等各种致癌因素。这些生癌的相关因素，如果长期持续作用于人体，就会激活体内细胞中的癌基因，使其过度表达，产生过多的生长因子，于是细胞变异，最后癌变，继而不受控制地无限生长，导致癌症在体内形成和发展。所以要预防癌症，我们首先要远离这些与生癌相关的因素。

第三讲　癌症为何至今不能被攻克

　　历史上，人类医学曾经成功战胜许多致死性疾病，特别是一些烈性传染病，如天花、鼠疫。18世纪，欧洲暴发瘟疫天花，死亡人数达1.5亿人以上。在那个年代，天花是最可怕最具毁灭性的传染病。后来一位叫爱德华·琴纳的英国外科医生，在自己的故乡伯克利附近发现奶牛偶尔会患上一种病，这种病的脓疱出现在牛的乳房和乳头上，与天花的脓疱非常相似。琴纳把这种病称为"牛痘"，这种病会传染给人。当时民间普遍认为，那些没有感染过天花，但得过琴纳所称的"牛痘"的人，会对天花具有免疫力，例如挤奶姑娘。后来琴纳医生发明了牛痘疫苗，帮助人类战胜了天花，如今，曾经凶恶的病魔天花已经被人类彻底征服。20世纪70年代后，天花在中国停止传播；80年代，天花在全世界被消灭。这是迄今为止人类消灭的唯一的传染病。

　　鼠疫也称为黑死病，也是人类历史上最致命的瘟疫之一。黑死病造成的死亡人数高达7500万，其中欧洲的死亡人数为2500万～5000万。1894年，英国人耶尔森在中国香港调查黑死病时，发现鼠疫的病原体是一种细菌，这种细菌后来被命名为"耶尔森杆菌"。虽然抗生素的使用和疫苗对征服鼠疫起了关键作用，然而更有价值的是，第一次公共卫生革命在与鼠疫的斗争中悄然诞生，黑死病让人们养成了卫生习惯。虽然鼠疫没有像天花那样在地球上绝迹，在世界各地有时还会出现零星病例，但鼠疫毕竟不会像欧洲中世纪那样可以肆意流行，应该完全在人类的掌控之中。

另一个能使西医骄傲的医学成就应该是青霉素的发明，它开创了西医的抗生素时代。青霉素是 1928 年英国科学家弗莱明在做培养细菌实验时偶然发现的。1940 年青霉素开始用于治疗疾病，疗效显著，它是第一个在临床上应用的抗生素，在医药史上具有里程碑式的意义。第二次世界大战后期，青霉素开始大量用于战争。青霉素诞生之前，很多士兵因为受伤感染而死去，自从青霉素批量生产后，大大减少了第二次世界大战中士兵的伤亡人数，为各国做出了不朽的贡献。

西医学在历史上对致死性疾病的研究和治疗，可谓功绩卓著，可是面对每年能致死接近千万人的癌症，西医虽然研究了 100 多年，但至今没有什么突出的业绩。1971 年，美国的尼克松总统发表演说，称："在美国，每年死于癌症的人数比在第二次世界大战中丧生的美国人数还要多。这说明抗癌问题事关重大。"后来尼克松满怀激情地向公众宣布，美国政府将"向癌症开战"，并预期 10 年内找到"完全治愈"癌症的治疗方法。

然而半个世纪过去了，西方医学对癌症研究的资金和人才投入可谓空前绝后，但至今还没有根本的突破，特别是治疗效果更令人失望。西医治疗癌症的主要手段和半个世纪前差不多，依然以手术、放疗、化疗为主。西医能够治愈的癌症，绝大多数为早期患者，癌症一旦出现转移，即使是邻近的淋巴转移，治疗前景都令人担忧。

癌症是迄今为止世界上最为复杂的疑难杂症，人类为了认清它、征服它，付出了史无前例的努力，但目前依然谜团重重，治疗上束手无策，究其原因，在于我们对癌症还缺少基本的认识和定位。记得 30 年前，当我还是医学生时，由于对癌症一直充满好奇，便给位于日内瓦的世界抗癌联盟写了一封信，表达了我对癌症的研究兴趣，结果不久收到世界抗癌联盟寄来的一本杂志，打开首页，第一句话便是：Cancer is not a disease, but is a kind of disease.（癌症不是一种病，而是一类病。）

我看到这句话后至今没有忘记，因为这句对癌症高度概括的经典之语，道出了癌症的特点：癌症不同于其他疾病，它不是一种病，而是极为复杂的一类病。癌症首先病因多样化，致癌的物质有千百种，各种辐射、病毒、慢性炎症、慢性刺激、内分泌改变、情绪挫伤都可引起癌症。人类有 200 种以上的癌症，而西医学又发现了数百种与癌症发生相关的癌基因，不同的癌症有其各自特异的癌基因，甚至某一种癌症在不同阶段的癌基因表达也不同。还有一些癌症则是出现了抑癌基因的丢失或变异。而从病理类型上区分，癌症的种类也相当多。癌症可因起源于不同的组织细胞而相互区别，如长在肝脏上的叫肝癌，长在肺脏上的叫肺癌。然而更重要的是，癌症应该从恶性度上区分，一般可分为高分化、中分化、低分化癌症，这在治疗上应该有很大不同，所以癌症是千差万别的。

癌症和其他因细菌或病毒引起的疾病完全不同，对于由外来微生物引起的疾病，我们可以设计出特异性很强却对人体伤害很少的有效药物。例如对于病因单一的烈性传染病，我们只要找到特异的致病菌或病毒，然后找到对其敏感的药物或制成针对性的疫苗，我们便可轻松地征服这种疾病。可是癌症不同，癌细胞都是由正常细胞转变而来，癌细胞仅仅是某些基因发生了变异，或者是正常细胞中天生存在的癌基因被激活起来，正常细胞与癌细胞相比较，全部遗传密码的差别是微乎其微的。

因此我们很难设计出只杀死癌细胞却不伤及正常细胞的药物，无论是放疗还是化疗，其抗癌机制仅仅是阻止细胞的分裂，是不加选择地杀伤处在分裂阶段的细胞，癌细胞如果处在分裂期就会被杀伤，而分裂活跃的造血细胞和消化道的表皮细胞也同时遭到杀伤，因为这些正常细胞的分裂也很活跃，所以成了放化疗的牺牲品。这是放化疗期间会出现血象降低和消化道障碍的原因。

虽然人类医学在历史上征服了许多致死性疾病，有的并不是靠药物，而是靠疫苗，但癌症不同，癌症的种类有上百种，因此即使一种癌症的疫苗研制成功，也只能预防一种癌症，并不能预防其他癌症。这个道理简单，而且具有普遍意义。如果你懂得癌症与其他疾病的不同，懂得癌症的特性，就应该认识到我们不可能通过研制成功一种抗癌药物治好所有的癌症。癌症只能各个击破，癌症的治疗方向，应该是个体化治疗与综合治疗相结合，对于一线的肿瘤科医生来说，这才是务实的。

当今肿瘤的标准治疗方案是在循证医学原则指导下的个体化综合治疗，但即便如此，仍有30%的患者对治疗没有反应，有30%的患者治疗后仍然出现复发、转移。西医学虽然可以精确定位大部分与癌症发生相关的基因及其表达产物，也有许多药物针对这些靶点进行干预，但效果不佳。癌症的发生机制远比我们想象的复杂，是多种因素共同作用下的产物。干预单一因素很难取得成效，虽然理论上可以针对多个靶点进行干预，但实际操作起来十分困难。因为与癌症发生发展相关的基因无数，每种癌症相关的癌基因会不同，而且每种癌症从早期、中期到晚期，相关的癌基因也会不同。虽然我们对癌症的治疗已经进入基因水平，我们手中有精准的靶向药，但癌症却狡猾无比，癌症始终在变。癌症是动态的，癌症的基因不断在变异，癌基因和其所表达的致病蛋白也在不断变化，这使得癌细胞一次又一次从化疗和靶向药下逃逸，然后变成摆在医生面前难啃的"骨头"。这就是西医学面对癌症所遇到的难题。

目前最有希望治愈肿瘤的疗法——CAR-T 免疫治疗，虽然被宣传可能是人类癌症治疗上的里程碑式的疗法，但在进入临床推广时发现存在诸多问题，一方面治疗中存在许多风险和意想不到的副作用，同时发现当肿瘤细胞被杀伤后，肿瘤细胞可以发生个体和群体水平的抗原变异，从而逃逸免疫细胞的攻击，因此 CAR-T 免疫治疗的疗效同样是近期的，很难长期始终有效地进行下去。

西医目前在临床上对癌症最有效的治疗手段，依然是以放化疗为代表的有毒抗癌治疗，放疗对恶性脑垂体瘤和鼻咽癌均有许多成功治愈的病例，化疗对绒毛膜上皮癌症和某几种急性白血病也有许多成功治愈的病例。可惜这些恶性度极高的癌症只占人类全部癌症的 5% 以下。如果人类的癌症全部是高恶性度癌症，那么西医的放化疗将会成为人类征服癌症最有效的治疗，永载史册。遗憾的是，人类绝大部分（占 95% 以上）的癌症是低恶性度癌症，或者说是高中分化癌症。特别是随着人类寿命不断的延长，癌症的发病率也在不断上升，而老年人所患的癌症更是发展缓慢的低恶性度癌症。然而西医对治疗低恶性度癌症，目前还是空白，甚至他们对低恶性度癌症治疗的研究也是空白。但面对每天蜂拥而至的癌症患者来求医，他们不得不用治疗高恶性度癌症的放化疗治疗数量巨大的低恶性度癌症患者。西医应该清楚，放化疗只能杀死处在细胞分裂期的癌细胞，而低恶性度癌症的大部分癌细胞却并不处在细胞的分裂期，而是处在细胞分裂的静止期，放化疗根本杀不死处在静止期的癌细胞，或者说不可能斩草除根地杀光癌细胞，那么逃逸的癌细胞就变成了未来复发的根源。

　　有毒抗癌的放化疗杀不尽低恶性度癌细胞，却很容易杀伤人自身的正常细胞，比如造血细胞和消化道细胞。这样的治疗常常导致失败，同时也使西医变得越来越不自信，许多研究者甚至提出癌症是不可战胜的。而我以为西医首先要调整自己攻克癌症的总战略，不能一味坚守有毒抗癌治疗，应当把目光对准低恶性度癌症的研究和治疗，反思人类研究有毒抗癌治疗已有近百年的历史，为何至今不能攻克癌症？我们研究和治疗癌症的总战略和方向是否应该加以调整？因为有毒抗癌已经进入了死胡同，因为对付95%以上的低恶性度癌症不能用有毒抗癌来治疗，不能强攻或猛攻，而是应该用缓攻法，而我在临床上应用多年的中医无毒大剂量抗癌法正是这样一种缓攻疗法。

第四讲　癌症能否自然消退

　　医学界很早就发现癌症有发生自然消退的现象。医学文献中记载过，有极少数患者在诊断为癌症后未经治疗，结果癌症消失或好转，患者因而获得"自愈"。美国科学家曾查阅了从1900年至1972年的医学文献，发现癌症自然消失的病例超过300例。而实际的癌症自然消退者远不止这些，因为许多自然消退者患癌症时并无明显症状，也没有被检查诊断为癌症。

　　最早记录癌症自然消退的病例是在13世纪晚期。罗马天主教一位圣徒患了骨肉瘤，结果在一次严重的细菌感染之后，肉瘤消失了。在19世纪末，美国外科医生威廉·科莱观察到诱导发热能够导致肿瘤消退。他开发出一种细菌疫苗，使很多患者体内的肿瘤缩小。

　　从1866年到1900年，欧洲和美国的内科医生或外科医生发表了许多惊人的报道。他们观察到一些恶性肿瘤发展很快的癌症患者，因为患了急性的细菌感染，特别是链球菌感染以后，癌症消失了。如1884年的一份报告，一例癌症患者因患丹毒，体温超过40℃几天后，癌症完全消失，8年后追访也没有复发。许多例子还表明，由于感染了链球菌不能手术，结果癌症反而消失了。

　　看来癌症的自然消退并不是天方夜谭，也不是偶发现象，这种发生在癌症患者中的自然现象告诉我们，也启发我们，对于癌症的研究应该一改传统的模式，我们抗癌的思路应该更开阔些。人类抗癌史上出现的许多癌症自然消退病例，至少告诉我们：癌症有时是会自愈的。

自愈是人和动物，甚至是所有生命体的一种本能。无论小病如感冒、消化不良、皮肤的轻度划伤等，还是重病如传染病、烧伤、癌症等，都有可能通过生命体潜存的自愈本能不治而愈。自愈力就是生物依靠自身的内在生命力，修复肢体缺损和摆脱疾病的一种依靠遗传获得的维持生命健康的基本能力。

经医学家研究证实，许多种癌症不经治疗可自然消退，癌症的种类不仅有神经母细胞瘤、肾癌、绒毛膜上皮癌症，还有原发性肝癌、乳腺癌、白血病、肠系膜淋巴肉瘤等。1964年，埃尔凡森医生报道了112例自然消退的癌症，其中神经母细胞瘤25例，绒毛膜癌症14例，肾癌11例，恶性黑色素瘤10例。据美国癌症协会统计，从1900年到1960年的60年中，全世界的医学杂志报道了1000余例癌症自然消退的病例。泛美癌症治疗中心的古维·普拉特博士的一项研究表明：在癌症患者中，约有10%的人会发生肿瘤自然消退，而且一经消退，极少复发。

蒲尔新教授对一组子宫颈早期原位癌患者随诊观察35年之久，发现35%的癌细胞向正常细胞逆转，25%的癌细胞停止发展，无明显变化，只有43%的癌细胞发展为浸润性癌症，说明癌症在发展过程中有自愈趋势。

癌症的自然消退现象说明，人天生具备使癌症消退的自愈能力，只是这种自愈力没有被挖掘和激发，而癌症的发生往往又是这种自愈力长期被抑制的结果。我不得不指出，医学界所有的有毒抗癌治疗，诸如西医的化疗、放疗和中医的"以毒攻毒法"都会压制人这种天然的能力，或者说将人体对癌症的自愈活力降到低的水平，以至于归零。

毕业于瑞士日内瓦大学医学院的黄又彭博士，有着30多年从事免疫学与肿瘤研究的经验。他曾向记者介绍了西方医学界关于肿瘤预防和治疗方面的新认识。他说在美国，对老年肿瘤患者，不提倡做放化疗，因为进行放化疗只会缩短患者的生存期。人如果在70岁以前长肿瘤，这是病理性的；70岁以后长肿瘤就是生理性的，没有病理意义。如果我们把80岁后病故的人都做尸体解剖，就会发现很多老人体内都有肿瘤。

精神因素对疾病自愈的影响颇大，尤其是癌症。美国医学家研究数据表明：90%的癌症患者完全把自己交付给医生，他们的命运就会像医生预期那样，如果医生预期患者还能活一年，那么大概一年之后死亡真的就会来临。而10%～15%的癌症患者，把康复的希望掌握在自己手里，积极地与疾病做斗争，他们虽然一直在用药，但与医生保持一定的距离，6年后，他们居然有90%活着。因此，包括中医、食疗、气功、心理治疗、体育锻炼在内的自然疗法，其作用点正是激发人体中潜在的自愈力，对于癌症患者来说，便是激发人体抗癌的自愈力。而一切有毒的抗癌治疗，则首先会抑制人体中天生具有的抗癌自愈力。

近年来，美国科学家发现：癌症的自愈来源于心脏。西医多年来一直认为心脏不过是人体循环系统的重要器官，后来才发现心脏是全身的磁场中心。美国卫斯理教授带领的研究团队，将从人体心脏分泌物中提取的4种荷尔蒙，注入实验室培养的人体胰腺癌细胞中，发现癌细胞的增长速度明显减慢。当然这只是体外实验，但也说明心脏在人体天然抗癌自愈中具有重要作用。

日本的一个研究小组也曾发现，心脏分泌的一种名为心房钠尿肽（ANP）的激素，不仅能保护血管，还可遏制癌细胞转移。ANP激素是由心房肌细胞合成并释放的肽类激素，其主要作用是使血管平滑肌舒张和促进肾脏排钠、排水。这种激素可作为治疗心力衰竭的药物，在肺癌手术时，如果为预防脉律不齐而使用ANP激素，术后肺癌的复发率会明显降低。

自我身心松弛有可能使肿瘤自然消退。在癌症自然消退者中，大多数人的性格开朗，这种精神状态能增强人体免疫力。因此，自我身心松弛和进行自我内心想象训练，以及气功锻炼，都有可能使肿块自然消退。

中医学认为，心主神志，通血脉。《黄帝内经》云："心者，君主之官，神明出焉。"又云："心者，五脏六腑之大主也，精神之所舍也。"所以治疗癌症调心很重要，也有数据表明，心脏衰弱可诱发和加重癌症，为此我在用中药治疗癌症患者时，都会加入强心舒心的中药，为的是促进患者的自愈力。

研究证明，心理因素与人体的免疫功能有十分密切的关系。临床资料显示，在癌症自愈者中，大多数都是乐观主义者，那些悲观主义者不可能成为癌症自愈的幸运儿。这就告诉我们：提高免疫功能，保持乐观态度，是战胜癌症的精神武器。

实践证明，人体免疫功能的状况与癌症的发生和发展有密切关系。免疫力提高，能有效抑制癌细胞的生长，并加强对癌细胞的杀灭和吞噬作用。人体的自然抗癌能力与自身免疫功能有密切关系，两者的和谐是癌症自然消退的基本条件。

机体对肿瘤的免疫反应可影响肿瘤生长，一些抗肿瘤的免疫促进剂在临床上有一定效果。而发热、感染、某些抗原的刺激均可提高机体的免疫功能。人体内有炎症感染或受抗原刺激时，体内白细胞、淋巴细胞数量会增加，其他与之相关的免疫功能也随之提高，从而使癌细胞有可能消退。

当我们了解了癌症的特性和癌症自然消退的现象，我们就该认识到，对于每个癌症患者来说，都存在着自然消退的可能，但我们要努力保护和促进人体生来具有的对癌症的自愈能力。保持好心态、避免有毒的抗癌治疗是保护和提高人体自愈力的两个重要环节；而悲观失望的坏心情和各种压制人体免疫的有毒抗癌治疗，将压制人体的自愈力，使癌症的自然消退成为不可能。

美国著名心理学家加德纳经过一系列的实验告诉世人：精神是生命的支柱，一旦在精神上被摧垮，生命也就屈指可数了。他认为，在美国死于癌症的患者中，许多患者是被吓死的。所谓癌症可以自愈，并不是说所有的癌症都能自愈，更不是说癌症患者可以放弃治疗，守株待兔，等待癌症自愈。作为医生，我只是劝解患者，癌症患者要保持乐观的态度，树立战胜疾病的信心，加上必要的治疗，当然这种治疗最好是无毒抗癌治疗，那么我们就有可能战胜癌症。

第五讲　预防癌症比治疗癌症更重要

　　1972年，尼克松总统集中了全国50名一流的医学、生物学专家，参加制订征服癌症的计划，并向全世界宣布美国向癌症宣战。总统直接拨款1000亿美元，可惜这笔钱似乎打了水漂，尽管动员了全国科学家，然而不但未找到致癌的病因，治癌的特效药也没有发明出来，美国征服癌症的计划最后宣告失败。面对难以攻克的癌症，美国人冷静了，他们开始调整自己抗癌的总战略，从重视治疗转向以预防为主，其实这是一个务实的调整，正是这个微妙的政策改变，使美国癌症的死亡率和发病率逐年下降。40年后，美国公布了癌症统计数据，指出自1991年以来，美国癌症死亡率下降了23%，意味着到2012年，美国避免了170万以上癌症患者死亡。这应当得益于美国将预防癌症放在首位的政策，那么美国的癌症预防是如何实施的呢？首先是改变人的不良生活方式。

　　美国癌症协会曾研究表明，美国42%的癌症病例发病与生活方式有关。而一份针对中国人的报告指出，47%的男性和28%的女性癌症病例发病与不良生活方式有关。由此可见，预防癌症，首先需要从改变生活方式开始。美国癌症协会向人们做了如下建议：

1. 坚持每天运动 30 分钟

运动量不一定要大，简单走路或者做家务也是不错的选择。运动能够帮助身体优化激素水平。加拿大研究发现，坚持运动可以控制体重，将卵巢癌风险降低 30%。此外，运动还可加速肠道蠕动、促进废物排出，预防结肠癌。

2. 增加粗粮摄入量，减少精细主食

由于现代人的主食均为精米白面，因此人们普遍缺少纤维素，而纤维素是人类必不可少的第七种营养素，缺失会使糖尿病、心血管病、癌症高发。纤维素是大分子多糖，是植物细胞壁的主要成分。由于人体无法合成和储存，只能从食物中获得。健康人日常饮食中每天应该含有 30 ～ 50g 纤维，但以精米白面为主食的现代人每日饮食中的纤维不足 10g，所以我们需要大幅度增加粗粮的摄入量。

3. 远离致癌食物

加工过度的肉制品被世界卫生组织列为一级致癌物，美国癌症协会建议生活中要尽量少吃熏肉、香肠、烧烤等腌制熏烤食物，多吃番茄、花椰菜、洋葱、大蒜等食物。

4. 定期体检

每年进行一次体检，了解自己的健康状况，有家族疾病史的人更要做好早期癌症筛查。生活中，身体有长期、反复出现的疼痛或者不适，一定要及时就医，癌症要早发现、早诊断、早治疗。

5. 戒烟限酒

研究显示全部癌症患者发病的 1/3 与吸烟有关。致癌性多环芳烃化合物的水平在戒烟第 3 个月后，开始从肺组织内下降，直到戒烟 5 年后才能达到不吸烟人的水平。

癌症在大量饮酒者中的发病率增高，是由酒精的毒性引起的，与酒的种类无关。不仅仅是白酒，喝葡萄酒或啤酒同样不能保护自己免受酒精的毒害。

6. 预防病原体感染

生活中要采取各种卫生措施，注意预防病原体感染，例如幽门螺杆菌、人乳头状瘤病毒、乙肝病毒、丙肝病毒等都有致癌性。如在体内测到这些病毒应该积极进行治疗。

不良生活方式的改变对预防癌症来说，成本最低，也最容易做到，例如我们在第二讲提到的，长期无规律饮食，喜食滚烫食物，吃饭过饱、过快，以及不愉快的就餐环境都容易引发癌症。这些不良饮食习惯要首先及时纠正。

细嚼慢咽是防癌抗癌的良好生活习惯。东方养生学建议饮食时要充分咀嚼，每一口食物最好咀嚼 50 次以上。细嚼慢咽不仅可磨碎食物和充分发挥唾液淀粉酶的作用，还能增强肾、胰、肝、胆等器官的功能活动。此外咀嚼还有解毒作用，西方一些研究者将咀嚼时分泌的唾液加到各种致癌物中去，发现可使这些物质对细胞的变异性在 30 秒内完全丧失。对食品添加剂的"毒性"，唾液也有明显解毒作用。

印度医学家认为，食物不仅营养身体，也营养精神，因此吃饭时要保持愉快的情绪，否则食物得不到完全消化，就会产生"毒素"。显然这种"毒素"是指食物中的致癌物，由于得不到唾液的灭活，从而对人体产生致癌作用，所以要养成良好的饮食习惯。吃饭时，我们要细嚼慢咽以产生更多的唾液，这样做不仅可以防癌抗癌，实际上也是一种有效的东方养生之道。

然而癌症的病因病机极其复杂，常令我们防不胜防，因此需从多方面防范。在厨房中要限制高热烹饪，在高温下通过煤或火焰烹饪高蛋白食物，如肉类、鱼类和家禽，会产生杂环胺和多环芳烃等致癌物。研究表明，这两种致癌物可在动物中引起许多不同类型的癌症。此外，研究发现，吃大量油炸或烧烤肉类和其他烧焦食物的人，患结肠癌、胰腺癌和前列腺癌的风险增加。

限制长时间在阳光中暴露也是预防癌症需要注意的。据估计，来自太阳或晒黑床的紫外线辐射是造成美国每年 200 万皮肤癌病例的重要原因，这些皮肤癌大多数是基底细胞癌。此外，大约 2/3 的黑色素瘤，也可归因于阳光照射。

另一预防癌症的方面是需要提醒大家注意：要避免家中的氡气。氡气是一种无色无味的放射性气体，由土壤、岩石中放射性物质铀自然分解形成。氡可通过地板、墙壁或地基上的裂缝和洞进入你家，从建筑材料和井水中释放出来。暴露于氡是导致肺癌的第二大原因，吸烟同时接触氡气的人患肺癌的风险更高。氡气也可在使用新电器时产生。用专业仪器测试是判断房屋是否具有高浓度氡的唯一方法。当然最简单的预防措施，就是经常保持室内空气的流通。

如果有专业的仪器测试氡气，最好也顺便在家中测一下砷。砷是一种无味的化学元素，天然存在于岩石、土壤、水和空气中。当砷与氧、铁、氯和硫结合时，会产生一种无机化合物，无机砷与膀胱癌、结肠癌、肾癌、肝癌、肺癌和皮肤癌有关。

预防癌症除了注意躲避致癌的环境和避免致癌的食物外，在现代社会还要特别注意管控自己的不良情绪，因为过分紧张，压抑的情绪，长期忧愁、忧郁得不到疏解是引发癌症的重要诱因。日本科研人员在试验鼠的对比观察中发现，那些每隔一天就遭受一次精神刺激的试验鼠，要比未受到类似刺激对比组的小鼠更容易患肺癌。美国和澳大利亚的科学家对上千名癌症患者和健康者进行心理对比研究，结果证实精神压力大的人易患结肠癌和直肠癌，比精神压力小的人发病率高 10 倍之多。

　　C 型人格是心理学上所说的讨好型人格模式，是比较容易患癌症的人群。这种人通常不会发怒，通常是让别人高兴作为自己的价值体现。C 型人格遭受癌症厄运的概率是普通人的 3 倍以上，他们的特征包括：过分压抑自己的负面情绪，即不善于表达或发泄诸如焦虑、抑郁、绝望等情绪，尤其是经常竭力压制原本应该发泄的愤怒情绪，过分自我克制。所以 C 型人群是社会应该重点关注的人群，通过心理劝导，让他们能够爽朗一点，多找些宣泄渠道，找朋友或心理咨询师倾吐出来，对于癌症的治疗和预防都很有帮助，这对一般人群来说，同样能够维护自己的心理健康。

　　由此看来，预防癌症是多方面的，首先从改变生活方式开始，每天坚持体育锻炼，饮食中增加粗粮的摄入量，远离致癌食物，戒烟戒酒，同时积极治疗各种与癌症相关的病原体感染，定期检查，在全民中筛选癌症，争取早期发现、早期诊断、早期治疗。此外，远离、躲避和改善各种致癌外环境，如空气、水质是否受到致癌物质的污染，同时注意调整致癌的内环境，保持人的身心健康，都是预防癌症不可缺少的。既然癌症的死亡率、发病率还在逐年升高，既然癌症至今还没有被医学攻克，既然癌症的治疗效果不好而且昂贵，那么对于我们每个人来说，预防癌症比治疗癌症更为重要。

第六讲　防癌抗癌要吃对食物

　　随着中国经济的大发展，人民生活水平大幅提高，超市堆满了琳琅满目的高档食品，餐桌上摆满了丰盛的菜肴，可你是否知道其中许多食物都是致癌和促癌的。对于这些美味佳肴，我们必须加以选择，因为吃得好，并不等于吃得健康。30年来，中国癌症的发病率和死亡人数大幅提高，这与中国工业化生产和经济发展几乎是同步的。因此，癌症的高发病率与我们的饮食密切相关，许多癌症是吃出来的。30年前，我们身边的亲戚朋友患癌症是偶发和少见的，而现在我们身边的癌症患者变得越来越常见了。

　　现代工业的兴起，给人类带来了物质上的繁荣，同时也给环境带来了严重的污染，使人们处在各种化学物质的包围之中。这包括能源物质和放射物质在内的各种致癌物质对空气、土壤、水源的污染。食品工业大规模使用防腐剂、人工色素等添加剂，对食物构成了污染。此外，农业上广泛使用化肥、农药，医学中滥用化学药品，使大量的致癌物进入我们日常的生活环境中，蓄积在体内，这就是当今癌症发病率不断升高的根本原因。

　　癌症是由特定的因素诱发，一项调查研究表明，在诸多癌症中，30%的癌症由吸烟所致，35%～50%的癌症是由饮食不当所致。事实上，这些"从口而入"的致癌因素较其他致癌因素应该更容易控制，应该成为我们预防癌症的首要防线。

为了预防癌症，首先要不食熏、烤和霉变食物，因为这些食物中含有较多的致癌物，如霉变花生和玉米含有黄曲霉素，食后容易患食管癌、胃癌、鼻咽癌、肝癌等。

我们提倡"五不"，即不吃发霉食物；不吃烧焦食物；不吸烟；不偏食；不吃过热过烫食物。腌制、烟熏的食物中常常含有"亚硝酸盐"致癌物，如腊肉、火腿、香肠、热狗等，另外烧烤时直接用火烤的食物，最容易产生"多环芳香碳氢化合物"，这是一种强致癌物。

有研究显示高热量及高脂肪的摄取，尤其是动物性脂肪，会增加大肠、直肠癌的发生率。在癌症高发区的调查表明，脂肪、肉类、食糖摄入量高是结肠癌、乳腺癌、宫颈癌发病率高的原因。高脂肪饮食会影响荷尔蒙的分泌，使乳腺、子宫、前列腺、睾丸等发生癌变。为了分解过量的脂肪，身体会分泌大量的胆酸，而胆酸容易和厌氧菌作用，产生致癌物，所以我们要在自己的膳食结构中减少脂肪的摄入。

停经后肥胖是患乳腺癌的危险因素，肥胖会使血液循环中雌激素浓度增加。如果脂肪细胞数大量增加，生成的雌激素浓度就会升高，进而促进乳腺癌细胞的出现。所以停经后的妇女，要少吃高热量、高脂肪的食物，多吃高纤维食物，通过运动控制体重。

大量吃速食食品者，癌症发生率比完全不吃速食食品的人高3倍多。这是因为附在食品上面的油质在光线和氧气的作用下，会产生对人体有害的酸化致癌物。大量吃鱼罐头的人容易患癌症，主要是残留在鱼罐头中的油脂具有致癌作用，所以吃鱼罐头时，必须去掉浮在表面的油脂。

世界卫生组织曾发出警告，"洋快餐"等即食食品在制作过程中，如果温度超过120℃就会对人体造成潜在的危害。这时会产生致癌毒素，简称丙毒。"洋快餐"的多种食物中均含有大量丙毒，实验证实过多丙毒进入动物体内，会引发癌症而死亡。对油炸薯条、薄脆饼、烤猪肉与水果甜点上的棕色脆皮及大量油煎、油炸快餐食品的检测表明，有的丙毒含量超过标准400倍。

现在西方营养界也建议，防癌抗癌要少吃肉。如果吃肉，每日红肉的摄取量应低于80g，脂肪和油的能量不应超过摄入总能量的30%。每天吃瘦肉的量超过75g，就会使女性体内的雌激素水平升高，从而更容易患乳腺癌。

少食精米白面，补充纤维素也很重要。意大利科学家最近进行的一项医学研究显示，人们大量食用精制谷物，尤其是面包后，患肾癌的风险会升高。研究发现，大量食用面包可使患肾细胞癌的风险提高94%，意大利面和大米吃得过多也会使患一般癌症的风险提高29%。与此相反，多食蔬菜则能使患肾癌的风险降低36%。预防胰腺癌则要避免高动物蛋白、高脂肪饮食。研究显示，这类食物摄入过多，患胰腺癌概率明显升高。欧美等发达国家居民胰腺癌发病率相对较高，与高动物蛋白、高脂肪饮食有关。

费城的一个研究团队通过近十年的流行病学调查证实，多食奶制品会增加男性患前列腺癌和女性患乳腺癌的危险。研究表明，牛奶摄入量与前列腺癌发病率有显著相关性，其原因可能是某些品牌的牛奶中性激素含量较高。蛋白质摄入过多也是生癌的一个因素，因为人体吸收不了的蛋白质就会滞留于肠道中变质，产生氨、吲哚、硫化氢等毒素，刺激肠壁诱发癌症。

日本东京的研究人员发现，"每顿都吃得很饱"和"基本吃八分饱"的人相比，前者患癌症的概率更大。暴饮暴食的同时，如果还酗酒、吸烟，会使身体雪上加霜。食管癌、胃癌、胰腺癌等消化系统的肿瘤都与此有关。

21 世纪以来，更为广泛、更为直接的致癌和促癌食物则是转基因食品。各种转基因食品早已进入了千家万户的日常餐桌上，正在潜移默化地危害着我们的身体健康，使我国的癌症发生率和死亡数近几年大幅攀升。转基因食品分直接和间接两种。转基因食品无处不在，诸如土豆、西红柿、木瓜、大豆油、色拉油、调和油。然而这仅仅是直接的一部分，间接的则是用转基因饲料喂养的各种家畜如牛、羊、猪、鸡、鸭、鱼等，它们的肉不仅有促癌作用，而且其附属的产品诸如牛奶、鸡蛋、鸭蛋均有促癌作用。

转基因食品的致癌作用，可能与所含脂肪酸的结构和平衡发生变化有关。据美国研究证实，ω-6 脂肪酸具有促进细胞生长的作用，因此有致癌作用；ω-3 脂肪酸具有抑制细胞生长的作用，因此有防癌作用。转基因食品与原生的同类食品相比，抑制癌症的 ω-3 脂肪酸含量减少，促癌的 ω-6 脂肪酸含量增加。据检测，ω-6 脂肪酸含量高的食物为红肉、玉米油、葵花籽油、大豆油、反式脂肪及用玉米与大豆饲料喂养生产出的牛奶、鸡蛋等，均有诱发癌症和促癌生长的作用；而 ω-3 脂肪酸含量高的食物为野生海鱼河鱼、胡麻油、芥花籽油及用草喂养的奶牛生产出的有机牛奶、家养鸡下的鸡蛋等，具有防癌作用。由于牛吃的饲料玉米、大豆是转基因产品，结果牛肉及牛奶中促癌的 ω-6 脂肪酸含量变高。我在临床上发现，许多乳腺癌和前列腺癌患者，在发病前均有长期喝牛奶的饮食习惯。

西医鼓励癌症患者实行高营养饮食，因为西医治疗癌症采取伤害身体的手术、放疗、化疗。他们主张高营养饮食，因为要配合被极度伤害的身体的恢复，于是提倡高蛋白质、高热量及富含维生素的膳食摄入。然而长期的高营养其实是癌症发生的一个因素，患者过量食用高热量、高蛋白质、高脂肪的"三高"食品，在中医看来这些都是阳性食物，而癌细胞正是在长期高热量的"阳亢"营养环境中滋生和突变的，因此癌细胞具有高耗能、高代谢、高繁殖的"阳亢"特点。

在临床上，我常观察到，许多中老年人由于长年服用"三高"食品，先出现持续高血脂，5 年后出现持续高血压，10 年后继发糖尿病，再过 10 ～ 15 年诱发癌症。因此，癌症的发生对这一部分患者来说，是长期高营养的结果。从东方营养学来看，高能量的阳性食物蓄积在体内，患者因年老体弱，自身的代谢能力降低，加之缺乏锻炼未能将过多的热量及时消耗或散发出去，致使多余的营养和代谢不完全的废物蓄积在体内，发酵发热产生致癌毒素。《黄帝内经》说："气有余便是火。"所以在癌变阶段和癌症的早中期，我在临床上看到的癌症患者，多表现为阳性的"热证"。

中医在治疗癌症初期，常采用清热解毒法。即所谓的"治癌症先治热"，帮助患者散发掉蓄积在体内的多余热量，排除掉体内的各种毒素。那么癌症患者此时应该怎样吃？我们的食疗原则首先应当尽量避免食用高热量的阳性食物，例如羊肉、狗肉尤其要避免。原则上我们主张癌症患者以食阴性的素食为主，这是为了改良和铲除在体内滋生癌的"土壤"，也是治癌之本。

人每天都要吃饭，饮食与癌症的关系最为密切，由于我们现在很难吃到原生态的自然食物，我们被各种工业加工食品、快餐、盒饭、方便食品所包围，稍不注意，各种致癌物就会进入我们身体，蓄积在体内，使我们防不胜防。为此，面对我国癌症发病率每年以 3.9% 的速度攀升的严酷现实，我们首先要管住自己的嘴，吃对食物，这是预防癌症首要的一环。

第七讲　癌症预防新思路

　　对于临床上数量巨大的癌前病变患者，西医基本没有特别的治疗，而我提出癌症预防新思路，则是采用中医药为主要手段，积极治疗各种癌前病变，阻断癌症的发生。癌症预防新思路的提出，首先是建立在西医学对癌症发生发展的认识上的。

　　我们知道，由正常组织转变为癌症是一个长期渐进的多阶段过程，先是发生细胞的异常增生，然后形成癌前病变，再发展为原位癌，进一步则为浸润癌，最后发生淋巴结转移和远处组织器官转移。

　　癌细胞的增殖速度通常用倍增时间计算，1个变2个，2个变4个，以此类推。胃癌、肠癌、肝癌、胰腺癌、食管癌平均倍增时间为33天；乳腺癌倍增时间是40多天。由于癌细胞不断倍增，癌症越到晚期发展越快。一个癌细胞发展到临床上早期的癌症，一般有1g重，这1g重的肿瘤中大约有10亿个癌细胞，需要经历30次的细胞分裂。而晚期癌症中的肿瘤重量约有100g，含1000亿个癌细胞，这是癌细胞40次细胞分裂的结果。从第一个癌细胞诞生到早期癌症，癌细胞要经过30代的子孙繁衍，而从早期癌症到晚期，只要再繁衍10代即可，由此看出癌症的发展过程是加速度式的，在临床上我们观察到，癌细胞越到晚期发展得越快，最后几乎是在"滚雪球"。

癌症起始于一个细胞突变，但这个突变细胞的后代必须再经过几次突变，才能最终转变成癌细胞。然后经过大约30代的分裂，达到临床上的早期癌症，这需要10～20年的时间；当然这个过程会受到身体免疫系统的不断干扰，使癌症的形成进一步推迟，甚至不治而愈。但癌症的病灶一旦形成，癌症的发展速度就会迅速加快，从早期癌症到致命的晚期癌症，仅仅需要几个月至几年的时间。遗憾的是，大多数癌症患者在就诊的时候，已经处在中晚期，失去了癌症治疗的最佳时机。

当我们认识了癌细胞形成和发展的过程，就不难发现癌症治疗的最佳时机是在人体癌细胞出现的潜伏期到早期癌症的形成阶段，这大概有10～20年的时间。西医学对这一阶段的治疗是空白，他们对处于癌症潜伏期和早早期的癌症患者基本不作为，而中医自古就有"治未病"的治疗思想，用中医无毒抗癌疗法在癌症治疗效果最佳的潜伏期，对相应的患者进行中医无毒防癌抗癌的治疗，无疑是治疗癌症的最佳时期，而这一环节的防癌抗癌治疗却一直被医学界所忽视。

中医无毒抗癌疗法，剂量大可以治疗癌症，剂量小则可预防癌症。癌症只有发展成一定数量，形成团块时，才会变得顽固，变得难治。而在癌症形成和发展的潜伏期和早早期阶段，由于癌细胞的数量有限，癌细胞的分布是弥散的，因此它们的生命是脆弱的，很容易被无毒的抗癌中药所杀灭，也可通过中药激发人体的免疫系统，被免疫细胞所清除，从而阻断癌症的发生和发展。当癌症处于这种潜伏阶段时，西医是不可以用化疗的，即使用也杀不死癌细胞，因为此时的癌症分裂不活跃，对化疗不敏感。西医对癌前病变的治疗只能是把可能生癌的靶器官进行预防性切除。

在长年的临床中，我用大剂量无毒抗癌疗法替代放化疗，帮助过许多术后的癌症患者预防癌症的复发，使他们最终战胜疾病；我曾用此法帮助过许多晚期癌症患者，长期带瘤生存；同时我也帮助过许多癌前病变的患者摆脱疾病的困扰，预防癌症的发生。癌前病变的患者实际上只是处在癌症发生的潜伏期，即处于我们所说的癌症最佳的治疗时机，通常需服 3 ～ 6 个月的中药，就可达到预期的治疗效果。经过治疗的这些患者一直处在观察中，他们在以后的几年甚至十几年都没有生癌。因此我要说，这个阶段是治疗癌症的最佳时机，也就是我们通常说的要把癌症消灭在萌芽中。

21 世纪被誉为生物世纪，特别是生物细胞分子学的飞速发展，使得基因组测序和基因芯片技术日益成熟，从而使癌症的预测成为可能。现在通过基因检测，可对各种癌症进行预测，但只可惜西医没有对应的治疗，西医除了对可能生癌的靶器官进行预防性切除外，似乎没有其他行之有效的办法，因为西医不可能对这类患者采用放疗和化疗。而大剂量无毒中药抗癌疗法，虽然药量较大，但因为无毒或低毒，对身体没有伤害，安全可行。据我多年的临床经验发现，大剂量无毒抗癌中药有抗癌的治疗作用，小剂量则有防癌的作用，完全适合癌症潜伏期和早期癌症的治疗。

在肿瘤基因诊断技术诞生和推广之前，临床上对于这类患者，主要是以治疗癌前病变为主。癌前病变可以看作是癌症的潜伏期。癌症在发生发展过程中包括癌前病变、原位癌及浸润癌三个阶段。许多癌症如果能在癌前病变期给予中医无毒抗癌治疗，便可将癌症的发生扼杀在摇篮之中。所谓癌前病变是指继续发展下去具有癌变可能的某些病变，例如黏膜白斑、慢性萎缩性胃炎、子宫颈的不典型增生、结肠多发性息肉等，以及有恶性变倾向的良性肿瘤。

对于某些癌前病变，西医往往采取主动手术的治疗方案。例如子宫颈的不典型增生、宫颈重度上皮肉样病变，西医都会建议患者进行手术。胃萎缩性胃炎，尤其是萎缩性胃窦炎伴肠化生和不典型增生，以及胃息肉、胃溃疡等癌前病变，西医也会建议手术。而我对于上述两种病的治疗，一般服用中药 3～6 个月就可阻止癌症的发生。在药物配伍上，有治疗疾病本身的中药，也有防癌抗癌的中药，以及提高免疫力扶正的中药。

我认为，预防癌症最好的方法就是积极治疗各种癌前病变，患癌前病变人的数量应该远超新发癌症患者，2018 年中国新发癌症患者为 380 万人，那么全国患癌前病变的人数至少应有几千万人，然而这些患者目前基本上没有治疗，那么其中大约 1/10 的人最终会成为癌症患者。

我在临床上遇到癌前病变的患者，一般让患者连服 3～6 个月的中药汤剂。可惜我治疗的患者有限，因此我曾试图开发一种防癌的中成药产品让更多的患者受益，但可惜无法获得批准。那么现有的中成药中是否有替代品呢？我这里向患者和医生推荐一个中成药，那就是平消片。虽然这个中成药一直被限用，但由于我的努力，在与医疗部门进行协调后，平消片的应用正在逐步放开。

平消片的配方是由已故老中医贾堃无偿献给国家的，1983 年在西安通过鉴定，最初由西安国药厂生产，以后由多家药厂生产。我在几十年前，曾看过贾堃老师的著作《中医癌瘤学》，书中记录了他用平消片配合汤药治疗各种癌症的病例，其中也有用平消片预防癌症的论述。平消片已生产几十年，原本可用于各种癌症，是目前价格最低的抗癌中成药，可是医保却限制平消片的使用，在相当长一段时间，平消片只能用于肝癌。西医的化学药品具有特异性强的特点，而中药均为天然药物，中药的特异性不强，如果有抗癌作用，往往是广谱的，例如平消片对肝癌有作用，同样对肺癌、胃癌、肠癌、乳腺癌、肾癌等实体瘤均有作用，这不仅是贾堃老中医的临床经验，也是自平消片生产几十年来，广大中医在临床上获得的经验。我在临床上也喜欢用平消片，体会到其对各种肿瘤均有一定作用，而且几乎没有毒副作用，因此我把平消片归为无毒抗癌治疗体系，唯一需注意的是每服3个月，要停1个月，因为平消片中含有微量马钱子。

平消片是抗癌药物中价格最便宜的，又具有抗癌广谱、副作用小的特点，应该大力推广。平消片具有活血化瘀，散结消肿，解毒止痛之功效，可用于毒瘀内结所致的肿瘤患者，具有缓解症状、缩小瘤体、提高机体免疫力、延长患者生存时间的作用。其抗癌作用广泛，对上百种癌症和癌前病变均有作用。

在我看来，平消片对各种癌症虽有一定作用，但作用有限。其实平消片最适合治疗各种癌前病变，一般连续服用3个月便有可能阻止癌症的发生，如果配合对证的汤药效果更好。当然平消片从只限用于肝癌到可以用于各种恶性实体肿瘤，是一个进步，那么如果医保部门能进一步开放平消片的使用范围，允许医生使用平消片治疗各种癌前病变，将是更大进步，因为我国每年新发癌症患者毕竟只有几百万人，而癌前病变患者则有几千万人。从某种意义上说，预防癌症比治疗癌症更重要。《黄帝内经》云："上工治未病，不治已病。"这条中医古代的医训，其实对癌症治疗更有警示作用。因此，我期待医保部门能制定出对中医药使用和创新开发更宽松的政策，让更多癌症或癌前病变患者能够受益于中医的治疗，将我国癌症预防提高到一个新高度。

第八讲　癌症患者如何选择治疗

　　癌症和其他疾病不同，癌症是目前医学尚未攻克的疑难病之一。医学对其的治疗还处在探索阶段，因此无论是江湖医生拍着胸脯说可以包治癌症，还是西医学标榜自己是唯一的癌症正规治疗，都不可轻信。对于他们提供的治疗手段和方案，我们要考虑再三，审慎对待。因为癌症治疗，一旦选错，是不能重来，不能走回头路的。西医治疗癌症目前的主要手段仍然是手术、化疗和放疗，与半个世纪前的治疗效果相比没有多大起色。人类的许多疾病目前可以治愈，西医学有效果显著和成熟的治疗方案，患者只要严格听从医生的指导，认真接受治疗，即可康复。但癌症不行，患者接受完手术，尽管很成功，可是半年后被告知癌症复发了；患者术后艰难地完成了6次或8次化疗，以为癌症已治愈，可是半年后复查，被告知癌症转移了。这样的例子在临床上屡见不鲜。

　　有一次，我和一位癌症患者聊天，他说自己之所以能活了很多年，得益于在治疗上的"偷工减料"。与他一起患病的癌症病友多已病逝，细细分析原因，他是一个不听话的患者，医生要他做6次化疗，他只做3次，而且剂量减少，间隔的时间拉长，使西医的正规治疗打了很多折扣，可是他坚持服中药，仍然带瘤活着；

而他的病友则都是听话的患者，非但癌症没有控制住，身体和免疫力却受到重创，结果先于他而病逝。这样的例子在临床上也是屡见不鲜。

癌症较其他疾病复杂得多，癌症不是外来的致病源如细菌、病毒直接致病的结果；而是各种内外致癌因素，引起了自身细胞的变异，正常细胞转变为癌细胞，使其永不休止地增殖。癌症不是一种病，而是一类病。例如肺癌分鳞癌、腺癌、肺泡癌、小细胞癌、大细胞癌等；其中鳞癌和腺癌又分高分化、中分化和低分化癌症，在我的中医抗癌治疗中，用药有很大不同。遗憾的是，西医治疗常常没有区别，术后均采用程序化的6次化疗。

由于癌症不同于其他疾病，癌症至今尚未被医学攻克，而中医、西医和国内外的自然疗法，客观地说都有一定的效果，但有的治疗也会带来严重的副作用，有的治疗会延误病情，那么癌症一旦被确诊，患者应该如何选择治疗呢？孰先孰后？中西医的治疗应该如何结合？对于一个癌症患者来说，一开始能选对治疗十分重要。因为治疗一旦选错，很难更改，往往无法重来。不同的医生出于职业考虑，同时也受到商业影响，会争先恐后向患者推荐自己的治疗，这常使已经晕头转向的患者更没了主意。在我临床遇到的癌症患者中，大部分患者都会先采纳西医手术、化疗、放疗，当上述治疗失败、癌症已全身转移后才来寻找中医治疗，而此时中医已回天乏术。他们岂知中医无毒抗癌大剂量冲击疗法，最佳的治疗时机是手术前后，也就是在癌症刚被查出或还在怀疑阶段时，第一时间就开始服用我的中药，由于所选的抗癌中药是无毒的，所以对患者没有副作用，却可以在第一时间尽可能地抑制癌症的发展。

随着医学的进步，现在手术已不是治疗癌症的首选，虽然医学进入了 21 世纪，但多数患者及家属对癌症治疗手段的认识，还停留在 20 世纪八九十年代，一旦发现有了肿瘤，他们首先想到的是尽快手术切除，切不干净再用放化疗。

事实上，有些癌症不论分期早晚，均不需要手术治疗。如鼻咽癌对放疗非常敏感，因此放疗成为鼻咽癌的首选。前列腺癌目前也不再追求外科手术的根治，而改为以内分泌药物治疗为主，绝大多数患者均可获得长期稳定的疗效。而对于常见癌症，如果瘤体较大或已发生转移，以及乳腺癌中选择保乳者，目前西医也不主张第一时间进行手术，而是先进行几个疗程的化疗，缩小肿瘤体积，抑制癌细胞向全身扩散转移，促使肿瘤分期趋向早中期，即所谓的"降期处理"。经过前期辅助放化疗的患者瘤体缩小，从而为最后实施肿瘤的完整切除创造条件，同时也最大限度地防止肿瘤向远处转移。

为此，我提出对于上述癌症恶性度相对低的高中分化癌症，可用无毒大剂量冲击疗法替代化疗。由于西医对癌症从怀疑到确诊，有时需要 1 ~ 2 个月的时间，而这段时间是没有治疗的，但患者身上的癌细胞却不会停止生长。西医化疗的实施，必须在确诊后开始，但中医无毒抗癌治疗可在被怀疑癌症的那一刻开始实施，因为无毒的抗癌中药不会伤害身体，即使最后患者排除癌症，治疗也可起到预防癌症的作用，而对癌症患者来说却赢得了宝贵的时间，因为在第一时间就进行了无毒抗癌治疗。

中医辅助术前癌症患者用药的原则一般为扶正，而我认为无毒抗癌的实施更为重要，因为无毒抗癌可使处于活跃进展期的肿瘤进入相对抑制的静止期，从而减少癌症患者术后复发和转移。

我一般常规为术前癌症患者开 2～3 周的无毒抗癌中药，嘱咐他们在手术前两天停服中药，在术后两周再开始服无毒抗癌中药，以替代有毒的放化疗。在我的患者中，也有在手术前连续用无毒抗癌中药几个月甚至几年的，尽管我建议患者在瘤体相对较小和稳定时进行手术，但不少患者却选择放弃手术，宁可长期服我的中药，因为他们确实体验到了中医抗癌的疗效。

西医对癌症的治疗往往缺乏个体化分析，常常推行规范化、程序化治疗，例如癌症术后都会安排 6 次化疗。我提醒大家不要盲从，一定要依据癌症的恶性度选择治疗。活检或术后的病理报告，常用肿瘤细胞的分化度来确定癌症的恶性度。一般来说，恶性肿瘤可通过显微镜在细胞水平被区分为高分化癌症、中分化癌症、低分化癌症与未分化癌症。高分化癌症与正常组织相似，成熟度高，恶性度低。低分化癌症、未分化癌症与正常组织相差很大，成熟度差，恶性度高。高分化癌症转移少，发展慢，预后良好。低分化癌症、未分化癌症转移多，发展快，预后差。中分化癌症介于高分化癌症和低分化癌症之间，适合中医无毒抗癌治疗。低分化癌症与未分化癌症对放化疗较敏感，治疗效果明显，但总的预后不佳。

无论是西医还是中医在治疗肿瘤时，都应重视肿瘤的恶性度。如是低分化或未分化癌症，可以选择放化疗；如果选择中医治疗，可用"以毒攻毒"的抗癌中药。而对于高中分化癌症，不建议采用放化疗，由于这类癌细胞对放化疗不敏感，或者不甚敏感，尽管治疗可取得近期效果，如肿瘤略有缩小，但远期效果不好。在做过几次化疗后，医生和患者都会发现，此时肿瘤犹如一块难啃的骨头。原因是剩余杀不死的癌细胞产生了耐药抵抗性，这会影响癌症的远期治疗，给长期应用中医无毒抗癌带来困难，使癌症治愈的可能变得很小，较好的结果只能是长期带瘤生存。

然而西医遇到癌症耐药后，往往会加大化疗的剂量或次数。这种过度治疗的恶果，会使癌细胞进一步变异恶化，因为有毒的化疗药具有致癌性，既可治疗癌症也能引起新的癌症。同时持续过量的化疗可导致普通的癌细胞转变为干细胞样肿瘤细胞，其特点就像韭菜一样，割掉一茬又长出一茬，具有很强的生命力。高中分化癌症本来对化疗不敏感，可是某些肿瘤医院或综合医院的肿瘤科医生却并不理会，照样给予 6 ～ 8 次的化疗。

在临床上，有的患者病理报告上并没有标明癌细胞的分化度，这时可寻找 Ki67 指标来判断肿瘤增殖的活性。Ki67 被称为细胞的增殖指数，是检测肿瘤细胞增殖活性的可靠指标。该标记百分比越高，肿瘤生长越快，组织分化越差，对化疗也越敏感。如果 Ki67 偏低，对化疗就不敏感，自然不适合做化疗。一般来说，Ki67 指标在 50% 以下，我都不建议患者用化疗，而用我的中医无毒大剂量抗癌；即使 Ki67 指标在 50% 以上，也可尝试中医无毒大剂量冲击疗法，因为我完全治愈的一例 T 细胞恶性淋巴瘤患者的 Ki67 为 75%。

此外，对于一些晚期癌症患者或高恶性度癌症患者，最好实行中西医结合治疗，但是以西医为主，还是以中医为主，取决于癌症的恶性度。少数高恶性度癌症，应该以西医治疗为主，如急性白血病、绒毛膜癌、肺小细胞癌、鼻咽癌、恶性脑垂体瘤，可采用中医扶正配合西医放化疗的中西医结合模式。而大部分恶性度不甚高的实体瘤，尤其是老年肿瘤，则应以中医无毒抗癌为主。如果是恶性度不高的晚期癌症患者，应该主要以无毒抗癌治疗为主，但可配合西医的靶向药、免疫治疗、热疗等无毒抗癌疗法。

中西医结合抗癌治疗方案的最初制订至关重要，患者往往喜欢聘请有名的西医肿瘤专家，因此做出的方案常常是以西医化疗为主，或者沿用 20 世纪中西医结合的模式，其结果很容易走到西医的过度治疗中。对于恶性度较低的高中分化癌症，我主张自始至终贯彻中医无毒抗癌，同时结合西医手术、超声刀、射频消融、靶向药、免疫治疗等无毒抗癌治疗，会取得理想的疗效。

然而低分化腺癌治疗方案的制订较为复杂，例如肺低分化腺癌在过去首选化疗，而现在化疗应该放在最后，而且最好用低剂量。肺中分化腺癌首选中医无毒大剂量抗癌冲击疗法，无效时再考虑用靶向药；但肺低分化腺癌，尤其伴全身转移的患者，首选靶向药，当靶向药进入治疗显效期，为了推迟耐药，可暂停使用，而用中医无毒大剂量抗癌法替代，以后则与靶向药交替使用，这样可获得抗癌的远期效果。中医治疗癌症，最重要一点，便是始终保护人体的正气。选用化疗，要慎之又慎，因为身体一旦被损伤，很难恢复，而留得一分正气，便有一分生机。在人类尚未获得更有效的抗癌手段前，我们宁可采用保守治疗。

第九讲 "杀敌一千，自损八百"的治疗是否可取

　　人类的抗癌史是以有毒抗癌开始和主导的。历史上，1895年伦琴发现X射线，1898年居里夫人发现镭，1899年放射治疗在全世界用于第一例癌症患者，开创了人类有毒抗癌的治疗。第二次世界大战时期，在研究军事毒气中，西医发现具有抗癌作用的第一个化疗药物氮芥。20世纪40年代后期，第一批抗肿瘤药物投放临床，全面开启了人类有毒抗癌治疗的时代。算起来人类有毒抗癌治疗已有100多年历史，西方医学对癌症的研究，在人力和资金投入上可谓空前，但至今癌症没有被攻克，癌症治疗没有根本性突破。

　　西医目前治疗癌症的主要手段和半个多世纪前差不多，依然以手术、放疗、化疗为主，即主要采用强攻的打击疗法，虽然西医的手术器械、放疗设备、化学药物随着科学技术的发展不断更新换代，但效果依然平平。我们只要看一看每年癌症患者的死亡数就清楚了。2018年全球癌症死亡病例960万人，我国癌症死亡病例将近230万人。西医能够治愈的癌症绝大多数为早期患者，癌症一旦出现转移，即便是邻近的淋巴转移，治疗前景便扑朔迷离。

　　有毒抗癌治疗对身体的伤害极大，不是一般人能够承受的，对于老年和身体虚弱的癌症患者几乎不敢接受，当然有的患者会以顽强的毅力强行去迎击这种残酷的疗法，他们会在西医的鼓励下，与癌症做最后的一搏，可是这种治疗往往是"杀敌一千，自损八百"，或者是患者与癌症"同归于尽"。治疗是以患者的生命为代价的，治疗的失败使所有的人感到无奈，唯一能使家人感到安慰的，只是对亲朋好友有个交代，可以向他们说患者身前曾经接受过"正规的医学治疗"，或者说是"最科学"，然而也是最昂贵的治疗，但最终医治无效而病故。

　　一些知名人士患癌症后，生存期反而缩短，原因是他们经济上不缺钱，很容易在西医权威专家的说服下，接受西医超大剂量的放化疗。某著名主持人，身患恶性淋巴瘤，他选择了上百万元的骨髓移植＋大剂量化疗，结果只活了 8 个月。某主持人患喉癌，他选择带着巨款，漂洋过海到美国求医。可是他怎么知道口腔中的癌症属低恶性度癌症，放化疗很难杀死这类癌症。第一阶段放化疗或许可使肿瘤缩小，但癌症再长起来，就会出现耐药，使放化疗不得不加大剂量，结果必定依然无效，而放化疗对患者的摧残却相当残酷，他只活了 17 个月。

　　众所周知，癌症一旦确立，西医治疗的三部曲即手术、放疗、化疗便程序化地开始了。这些治疗不仅是昂贵的，而且毒副作用极大，接受这样的治疗，在某种意义上来说，实际上就是让自己的身体和长在身上的癌症捆绑在一起，接受毒性的考验。

　　西医的化疗、放疗和中医的"以毒攻毒"疗法，都可称为有毒抗癌治疗，至今仍然成为整个医学界抗癌的主导思想。临床上，患者一旦得知自己被诊断为癌症，往往会产生"恐癌"，特别是老人和身体虚弱的患者，这种恐惧不仅是对癌症本身的恐惧，更是对癌症治疗的恐惧。

　　有毒抗癌治疗给患者带来的痛苦，只有患者才能感受到。这种治疗不是一般人所能承受的，我的患者中不乏自杀者，就是不堪忍受癌症对自身精神和肉体的双重打击。能够坚持做完各个疗程的患者都是意志坚强者，他们在治疗中吃尽了苦头，我对他们深表敬佩，同时也对他们深感怜悯，我希望能用自己的中医无毒抗癌法帮到他们，可惜很多患者已经离去。在我的书《与癌磨，不与癌搏》中曾记录了两位患者的临终博客，两位都是女性，一位是乳腺癌患者复旦大学女博士于某，一位是结肠癌患者张某。她们都是才女，在各自的博客中真实地记录了有毒抗癌治疗尤其是化疗给她们带来的痛苦，或者说是有毒抗癌治疗对她们身体的打击和摧残。而这样的治疗效果如何呢？如果说有效果也只是暂时的，连西医医生都认为只有 10% ～ 20% 的疗效，而对身体的伤害却是巨大的。患者花着巨资，咬着牙、硬挺着、硬抗着去接受这种价值不大的治疗。这样的治疗最后都以失败告终，因为患者均已病故，但两位患者却为医学留下了宝贵的教训和资料。

　　于某的博客后来编成书正式出版，题目为《此生未完成》。这使得她和另一位癌症患者陆某相齐名。陆某身患腮腺癌，他在接受了 6 次化疗后，饱受治疗带来的痛苦，在看不到疗效和希望后，毅然放弃治疗。陆某以每天写日记的方式逐步走向死亡，他的日记每天在网站上发表。死后，他的日记被编辑成书，书名为《与死神相约》（又名《死亡日记》）。陆某和于某的两本书出版后，告慰了他们的亡灵，因为他们对现行正规的癌症治疗进行了抨击，他们向世人道出了实情，他们同样名垂青史。

于某和张某虽然已经病逝，但她们讲了真话，讲了自己接受这种治疗的亲身感受，也客观描述了有毒抗癌治疗的真实效果，从这一点上说，她们对医学是有贡献的，因为她们的治疗经历可以使更多饱受有毒抗癌治疗折磨的癌症患者能早些醒悟，同时也能激励我们医学工作者为征服癌症另辟蹊径。

于某在她的书中是这样描述化疗的："然而对于化疗过的人而言，也无非就是发须落尽，十指发黑，形容枯瘦，寝食难继……我的化疗反应并不是最为痛苦的那种。在病房里，遇到痛苦的人多了，也就不认为自己痛苦了。虽然在别人眼里，我才是最痛苦的那个，但是，活着，就没有什么好抱怨的。我的方案应该也算作常规方案，环磷酰胺、泰素帝和表柔比星三者齐上，我的不常规在于每一种药物我都是用足了人类的最大耐受量，并且初期见效，后期一边打化疗一边指标飙升，打到人实在不能继续承受，只能选择赫塞汀。我的反应也算是常规反应，前三次化疗的前三四天会呕吐，呕吐再呕吐。然而非常规的受罪在于我是全身躯干骨转移，化疗呕吐，我不能起身，不能翻动，不能大肆擦洗。脏也就算了，最可怕的是每一次呕吐都会带来整个胸腔腹腔的骨痛。"

"我的悲剧在于，一边接受化疗，指标一边升高。然而求生和无知，让我在指标还在升高的情况下，咬牙接受了身体所能承受的化疗次数。直到最后，只好用上赫塞汀。赫塞汀是 Her2 阳性乳腺癌患者的重量级核武器，就像第二次世界大战时期的原子弹。一个小小的眼药水瓶价值 2.5 万，而且不能走医保，完全现金支付，让人匪夷所思。晚期癌症八成治疗过度。"

"我当时只是一味地悲观，因为是多发和弥漫性的，就意味着不会再有手术机会和局部治疗的必要，唯一的办法可能只有化疗了。一想到化疗：20％的有效率、化疗仅是姑息、癌症没要命化疗却要了命、化疗＝痛苦、化疗＝呕吐、化疗＝脱发、化疗＝身心难受、化疗＝混蛋……关于化疗的种种解说一股脑地涌现出来，我诅咒化疗，是谁发明了这样残酷的治疗方法。"

张某患的是结肠癌，她经历了手术、化疗、化学消融、射频消融、介入、伽马刀、靶向治疗、生物细胞免疫治疗，几乎囊括了西医的全套治疗，张某在博客中记录了她经历以有毒抗癌为主线的治疗过程，她在饱受了有毒抗癌治疗痛苦和看到治疗无效后，这样说："人们对临终期癌症患者的描述就是身体消瘦，疼痛难忍，度日如年，在煎熬中或饿死，或憋死，或疼死，或因重要器官衰竭而死。我甚至还结合我的状况分析过哪种死法对我来说相对更轻松，最后得出的结论是：如果肝转移可能会因肝腹水导致肝功能衰竭，不会煎熬太长时间；如果肺转移往往是憋死或因肺部感染随时致死，但肺上没有神经至少不疼；如果腹腔转移则比较麻烦，又疼又不太致命，所以会经受较长时间的煎熬。我压根就没想骨转移会是什么状况，因为结肠癌是很少发生骨转移的。但转骨后的疼痛我是有所耳闻的，所有骨转移应算是一个下下签，既不会危及生命还要长期忍受剧痛。"

"都说病来如山倒，病去如抽丝。这次犯病来势汹汹，确实有点排山倒海的气势，在防不胜防中又来了个措手不及。可治疗都完成后，这丝儿抽得也太慢了，怎么一个多月都过去了，还不见明显好转呢？或许这回我这茧做得也太大了点？丝儿攒得也太多了点？只有静下心来，等它慢慢地抽吧。"

张某患的是乙状结肠癌，手术后做了6次化疗，3个月后转到肝，开始做化学消融、射频消融、介入和化疗，结果转到肺，又开始做伽马刀、化疗、靶向治疗及生物细胞免疫治疗,最后又转到骨,以后靠止痛药维持生命。张某凭着顽强的毅力,忍受着有毒抗癌治疗给她带来的种种痛苦,花着巨资,几乎用尽了西医目前对癌症所有最前沿最先进的治疗手段,仅化疗就做了20余次。这使她活了6年多,其间一直在与癌症做殊死的搏斗,一直在跑医院。她超过了西医所说的5年生存期,对西医来说是一个成功的病例。但作为无毒抗癌的倡导者来看,我却认为她的生活质量很差,她活得很痛苦,并且最终还是被癌症夺去了生命,因此应该是一个失败的病例。

根据我几十年来治疗癌症的临床经验,西医的这种"杀敌一千,自损八百"的治疗为何给患者带来如此大的痛苦,却仍然不能挽救患者的生命,原因就是于某患的乳腺癌和张某患的结肠癌其实都属于恶性度并不高的癌症,可是西医因为没有对这类癌症治疗相应有效的方法,于是勉强用治疗高恶性度癌症的化疗来为她们治疗,明明知道化疗只有20%的效果,并且会产生严重的毒副作用,可是仍然违心地将这种"杀敌一千,自损八百"的治疗用于这两位才女,因此失败是可想而知的。只是这种治疗的失败和痛苦被她们真实地记录了下来。

那么有没有一种更好的治疗能替代这种"杀敌一千,自损八百"的治疗呢?医学研究者多少年来都有一个梦,这就是梦想发明一种不损害身体却能使肿瘤消退的疗法,这个梦想的实现或许正在悄悄到来,相信随着无毒抗癌治疗模式的不断完善和推进,有毒的抗癌治疗将会逐渐被淘汰,那么人类将有可能告别有毒抗癌时代,而像于某、张某所受到过的有毒抗癌治疗之苦或将永远成为历史。

第十讲　人类的有毒抗癌还能撑多久

　　西医治疗癌症首先采用手术，虽然可以切除大部分病灶，但也会增加癌症扩散的危险。手术后，西医会常规采用对人体有毒的放疗和化疗，以防癌症的复发。然而这种有毒的打击疗法首先会将人体自身抗击癌细胞的免疫力和自愈力降到最低的限度，而对于已经转移的癌细胞来说，放化疗的作用实际上有限。这是因为癌症不是一种病，而是一类病，人类只有少数癌症为高恶性度癌，对放化疗敏感；大多数癌症的恶性度不高，对放化疗不敏感，而西医治疗低恶性度癌目前还没有特异有效的治疗方法，他们目前只能采用治疗高恶性度癌的方法来治疗低恶性度的癌症，结果伤及一片。或者说"杀敌一千，自损八百"，也有的患者说"杀敌一百，自损一千"。

　　根据西医细胞动力学原理，放化疗只能杀伤处于分裂期的细胞，然而癌瘤无论生长如何旺盛，癌细胞不可能100%处在分裂期，总有一小部分或大部分癌细胞处在生长的静止期，这使它们可以逃过放疗和化疗的杀伤，这在医学上被称为"逃逸"，而这些留存的癌细胞对放化疗会产生很强的耐受力，变得异常顽固，这常常成为癌症最终复发并且导致治疗失败的原因。

　　其实西方科学的权威人士对于放化疗的弊病早有认识。1982

年 6 月，两次诺贝尔奖获得者，81 岁的美国医学博士鲍林，应邀来我国参加第一届国际营养会议，并担任会议的名誉主席。他向到会者每人赠送了一本他与英国著名肿瘤外科医生凯梅隆合著的《癌和维生素 C》。当时，我的母亲李瑞芬参加了这次会议，于是她得到了这本书，我便有机会先睹为快，我曾写了一篇读后感，登载在《读书》杂志。这本 1979 年在美国出版的书中，提出了探索治癌新途径的一个带有战略性的问题。

鲍林和凯梅隆对放化疗做了科学、客观的评论，他们说："人类各种癌症中，只有 5% 的患者适合放疗和化疗，但遗憾的是，医学界对于所有的癌症都在广泛地进行放射和化学治疗，这实在是一种没有治疗的治疗，一种没有办法的办法。"

如果我们能认识到西方科学巨匠鲍林几十年前在他的著作中提出的十分客观和浅显的道理，就会懂得我为什么经常劝阻癌症患者慎用放化疗，甚至放弃放化疗。在临床上，我对每个首诊的癌症患者，先要求看患者的病理报告，是高分化、中分化还是低分化癌症，此外我还要看能够反映癌症活跃度的 Ki 数值，以确定是否需要配合有毒抗癌的放化疗，还是仅需用我的中医无毒大剂量抗癌法进行治疗。

我经常看到西医的肿瘤科医生，明明知道化疗的作用有限，却一次又一次违心地劝说患者接受这种副作用极大而实际上意义不大的治疗。有毒抗癌治疗的失败病例比比皆是。然而面对这些治疗教训，医学界却没有很好的反思，作为医生，我们应该意识到：有毒抗癌早已进入了死胡同，走到了尽头。半个多世纪来，我们投入了那么多的资金，那么多的科技力量，但我们仅仅提高了百分之几的疗效，面对如此多的失败的病例，我们应该意识到人类抗癌的总战略错了，医学界应该对有毒抗癌治疗进行反思，现在是我们调整人类抗癌总战略的时候了。

近年来，西医中一些开明人士开始反省，他们认识到过度放化疗，只能缩短癌症患者的生存期，促进癌细胞的转移和扩散。研究中，他们发现有些癌症患者在接受手术、化疗或放疗后，癌细胞反而加速扩散，造成这种现象的原因是一种名为 TGF-beta 物质在作怪，这是一种肿瘤细胞生长因子。

中国科学院院士曾益新带领的科研团队提出，化疗后，普通的癌细胞可以转化成干细胞样癌细胞。他们认为，在放疗和化疗时，普通的肿瘤细胞对治疗开始是敏感的，容易被杀灭，但干细胞样肿瘤就像韭菜一样，割掉一茬又会长出一茬，具有很强的生命力，不容易被摧毁，如同"种子细胞"，会不断产生新的肿瘤细胞。研究人员指出，正是因为干细胞样肿瘤的存在，导致了肿瘤治疗的失败。

来自美国田纳西州范德比尔特大学的研究人员在老鼠身上试验发现，患有乳腺癌的老鼠在服用化疗药物阿霉素或接受放疗后，体内的 TGF-beta 物质含量提高，刺激癌细胞向肺部转移。而使用某种抗体抑制它们体内的 TGF-beta 含量则能够遏制癌细胞扩散。

事实上，西医内部的质疑在科学实验上也是与时俱进的。我国研究人员在华南肿瘤学国家重点实验室的平台进行研究，发现鼻咽癌中确实存在生长能力极强、能抗拒化疗和放疗的干细胞样肿瘤细胞。他们把来源于普通肿瘤细胞的单细胞克隆，然后用紫外线照射或用化疗药物处理，结果发现能够明显诱导干细胞样肿瘤细胞的产生。

肿瘤治疗失败的主要原因是转移和复发，为何会出现复发？

曾益新院士带领的研究团队提出肿瘤干细胞新"起源"说，首次认为化疗后普通肿瘤细胞可以演变成肿瘤干细胞，这一研究成果意义重大，因为将对人类肿瘤治疗的总战略产生重大影响。

曾益新院士是从细胞动力学角度进行研究的。在临床上，其实人们早就注意到诸如乳腺癌、肠癌、卵巢癌等，化疗次数越多，效果适得其反。不仅 5～8 年后"二次癌症"出现概率大增，而且 1～2 年内还会出现复发转移。如果说短期化疗效果尚可，但越到后来，化疗效果越差。这是因为反复的化疗诱导一般癌细胞转变为原始的肿瘤干细胞，而肿瘤干细胞的"变异"及"繁殖"能力超强。因此后续的放化疗如同拍"皮球"一样，效果越来越差。可见，无论从临床，还是从已有的研究成果来说，人们对于癌症的治疗都该认真反思，一味用放化疗强攻癌症，杀不死癌症，却把人的体质搞得越来越弱。正如一位老中医对我说的，西医的治疗就是要把人的元气一点一点耗没了为止，这就是西医"生命不息，化疗不止"的疗法。而我们在上一讲所列举的于某乳腺癌案例和张某结肠癌案例，正是这种疗法的"牺牲品"。

放疗和化疗虽然对少数癌症有效，但对多数癌症只有暂时有限的效果，从远期疗效来说则适得其反。其实普通人都能琢磨透这样一个浅显的道理：放射线和有毒的化学药品虽然能治疗癌症、杀死癌细胞，但两者同时又具有很强的致癌性，即引发另一种癌症，仅从这一点考虑，放化疗就不靠谱，因为这只能是一种"治标不治本"的治疗，一种"杀敌一千，自损八百"的治疗。临床上有太多的放化疗治疗低恶性度癌的失败病例，而且每天都在复制，这就是肿瘤治疗领域的现状。

据《德国世界报》报道，美国临床肿瘤学协会日前在洛杉矶召开的年会上指出，用化疗方法治疗肿瘤收效甚微，这种疗法根本就不适合用来治疗肿瘤。目前，世界上约有 1/3 的肿瘤患者采用化疗来治疗肿瘤，而在国内这个数字还远不止。现在国外的西医正在反省，认为以放化疗为代表的有毒抗癌治疗不适合治疗癌症，特别是不适合治疗占 95% 以上恶性度不高的癌症，不知道人类的有毒抗癌治疗还能撑多久？但有一点是肯定的，人类无毒抗癌的时代正在到来。

第十一讲　我的中医无毒大剂量抗癌疗法

　　我曾经出过一本书《有毒抗癌与无毒抗癌：我的医学思考》，说到西医，我有过精细的分析，西医治疗癌症的主要手段是放化疗，属于有毒抗癌，但西医也不都是有毒抗癌治疗，因为西医还有其他抗癌机制，例如西医认为人体有可使癌细胞发生逆转的能力，可使癌细胞凋亡，即恢复癌细胞丧失的程序化死亡功能，这或许就是人体抗癌的自愈力。此外，西医认为人体具有自身攻击癌细胞的能力，这就是免疫力。

　　事实上，人体每天都可能产生癌细胞，因为人体大约有 60 万亿个细胞，细胞在不断更新，每天人体要进行几十亿次的细胞分裂，出现变异的细胞数量应该是可观的，其中不乏产生癌细胞。但人天生有一套抗肿瘤的免疫系统，如 T 细胞、B 细胞、K 细胞，都会时时清除癌细胞，即便肿瘤长成一个很小的病灶，人体也会在肿瘤的周围形成纤维组织将其包裹起来，免疫细胞再借着人体自身构筑的纤维组织"围墙"努力攻击癌细胞。如果我们采用西医手术、放疗、化疗或中医的"以毒攻毒"法，首先就会将包裹肿瘤的"围墙"破坏掉，同时压制人体自身抗肿瘤的免疫系统，将人体原本存在的使肿瘤自然消退的机会化为零。

　　西医的免疫疗法应该属于无毒抗癌法的一种，其目的也是为了激发人体的抗癌免疫力，但西医的免疫疗法在临床上至今没有较大突破，它被认为只有当癌细胞数量很少时，免疫疗法才能显示出作用，而当肿瘤足够大时，免疫疗法的作用显得非常有限。

然而我时常思考这样一个问题：人体在做器官移植时，如果组织配型不对，体内被诱发的排斥反应，足以把一个异体的器官完全"吃掉"，这是一种超免疫反应，如果我们能把这样的免疫反应激发出来，就足可以使肿瘤出现自然消退。人体中潜在的对异常细胞抗击的免疫力是巨大的，只是我们要研究和探索如何把人体的这种能力激发和调动出来。

基于人体确实存在自身的抗癌能力，那么保护和激发这种功能就显得尤为重要。因此我的中医无毒自然抗癌法，一方面是应用足量无毒或弱毒的天然抗癌药物，在尽可能不伤害人体的前提下控制癌细胞生长，另一方面应用传统中医药的作用，调节人体阴阳，激发人体免疫力和自身抗癌自愈力，当这两方面的作用在体内达到统一时，肿瘤就有可能缩小，甚至发生完全消退。

遗憾的是，正统的西医，无论是国外还是国内，都会排斥中医，他们会告诫患者，如果首选中医治疗，会贻误病情。他们采取各种方法和政策要求癌症患者首选西医的放化疗，同时限制中药的使用。例如北京市医保部门多年来贯彻这样一条不合理的政策，如果癌症患者不选择放化疗，只选择中医治疗，不予办理特病。这样，一年门诊费用不能超过 2 万元，否则自费。这个政策使许多老年癌症患者，如果不接受放化疗，只用中药，每年会出现几个月的断药期。为此，10 多年来我一直与政府相关部门沟通，包括写信，在报刊、书籍上提出建议，拨打市长热线电话，结果最后的办法起了作用，2017 年 10 月，这一不合理的政策终于在北京得以纠正。

　　然而在临床上，西医大夫有时会说："中医药治不了癌症，癌症患者一开始找中医看，会把病情耽误了。"对于这种说辞，我认为也不是没有道理，因为在临床上，我确实看到一些癌症患者因为一开始只找中医治疗，几个月后，肿瘤反而长大，我在查看了用过的中药方子后，发现治疗失败有以下几个原因：

　　1. 中药仅为调理之方，没有抗癌作用。

　　2. 中药为扶正祛邪之方，补益药用了不少，虽有一定提高免疫力的作用，但有抗癌作用的中药用得不足，结果对癌症的控制有限。

　　3. 中药为以毒攻毒之方，由于用了毒性较大的抗癌中药，虽然对癌症有一定作用，但由于有毒性的中药伤了患者的正气、元气，抑制了患者的免疫力，结果肿瘤反而长大。其实这种以毒攻毒的中药治疗与西医口服化疗药类似，并没有彰显中医的特点。

　　根据我的临床经验，中医要担当抗癌的重任，不能仅仅沿用传统的老方法，必须吸取西医学对癌症的认识，再结合临床的个人经验，创造出更有效的中药抗癌疗法。我探索用无毒大剂量中药抗癌已有 20 多年，在临床上逐步认识到，中医如果仅靠辨证论治，调理五脏的阴阳，虽能延长患者生命，减轻痛苦，但从根本上很难治愈或控制住癌症。

　　记得十几年前，我碰到一位晚期癌症患者，她两年前就被诊断为晚期肺癌，西医已判为死刑，认为活不过 3 个月。当时她有胸腔积液，气喘吁吁，生命奄奄一息。既然西医认为她已没有治疗价值，那么她就只好去寻找一名德高望重的老中医。老中医采用特殊的拔罐方法，将胸腔积液慢慢吸出，然后一直给她喝中药，但嘱咐她不要再去西医医院检查，或许这是为了减轻她的心理负担，结果这个患者竟然活了两年，在西医看来不能不说是个奇迹。但到了第三个年头，患者越来越感到身体不行，于是转而向我求医。我要求患者先做基本的检查：X 射线胸片和腹部 B 超，结果发现不仅两肺长满了肿瘤，而且肝上也长满了肿瘤。我仔细查看了老中医的药方，全是传统的经方作为基本方，却没有一味被西医学证实有抗癌功效的中草药。因此这个患者尽管体质调得很好，使她比一般晚期癌症患者多活了两年，但由于药方中没有抗癌的中药，因此癌细胞依然我行我素，继续生长，两年的时间不仅长满了双肺，也长满了肝，尽管我在随后的药方中加了一定量的抗癌中药，但毕竟为时已晚，杯水车薪，积重难返，患者又活了半年，但最终还是不治。

这个病例使我想起了自己在北京中医药大学的老师印会河，他提出辨证与辨病相结合的现代中医治疗理念，曾在 20 世纪 80 年代引起学院老中医复古派的强烈反对，然而作为当年七七届在校大学生，现在的一名中医治疗癌症的临床医生，我却对辨证与辨病的治疗理念十分认可。因此，我在为癌症患者开方时，一部分是依据传统的辨证论治下药，即扶正补虚，调和五脏阴阳；另一部分则要用足抗癌的中药。通常扶正派在用中医治疗癌症时，在开一大堆补药的同时，只是挂一两味抗癌的中药，并且剂量很低，如白花蛇舌草 15g，半枝莲 15g，可是这样的药方对癌症的作用微乎其微；而我通常会用五六种、七八种，甚至十几种抗癌中草药，每味药的剂量一般为 30g，有的则达 60g。这样，我的药方抗癌作用虽然比扶正派中医所用中药的抗癌力量大了十几倍，但由于所选的抗癌中药均是无毒或低毒的，即使长年应用也不会伤肝肾，或引发骨髓抑制和消化道障碍。在临床上，每3个月我会为患者做生化和血常规检查，肝肾和血象几乎很少出现异常，而患者的自我感觉、精神状态都表现良好，能吃能睡，对癌症治疗充满信心，与那些接受放化疗的患者形成鲜明对比。要达到控制癌细胞生长的目的，在选用无毒抗癌中药时，必须用群药，同时为了预防癌细胞耐药，每次调方时还要不断更换抗癌中药的种类，以帮助患者长期与癌症进行周旋，即使不能使癌症完全消退，也可使癌症患者带瘤长期生存。这就是我的中医无毒大剂量抗癌疗法。

　　我的药量是一般中医大夫药量的几倍，因此煎药曾经成为一个难题。如果按照常规方法煎药，大剂量的中药熬出的药液很多，患者很难一天喝光，十几年前，我到广州出诊期间想出了一个浓缩煎药的方法，即把一个大药方分成甲乙两个药方，先用6L的电药锅煎大包的甲方，煎出的药液再泡小包的乙方，然后再用4L的电药锅煎，最后浓煎成一杯药液，那么一天的药煎3次，药量也就是3杯，连八九十岁的老人也能喝下去。

　　癌症患者一般在西医医院被确诊，然后按着西医手术、放疗、化疗的程序进行治疗，很少有患者会直接找中医进行全程治疗。我能碰到一个机会，完全用中医无毒大剂量疗法治愈癌症患者，应当说是非常偶然的。有一天，我接到广东湛江一位中年男子的电话，他的儿子只有18岁，不幸患了罕见的肝肉瘤，虽然做了手术，却很快复发，并且在肝门和腹腔中均发生淋巴转移。西医专家会诊的意见十分悲观，但也坦诚，认为化疗和介入治疗虽然可以做，但仅是延长生命而已。他的父母显然不满意只是延长生命的治疗结果，他们要挽救孩子的生命，所以没有接受西医的化疗和介入治疗，开始寻找中医治疗，而这正是我实施中医无毒大剂量疗法的最佳时机。

父母被逼到了绝境，于是我出版的《中医成功治疗肿瘤一百例》被他们全家看成救命稻草，先是按照书上的电话打过来向我咨询，接着父亲又从广东飞过来。夫妻俩都已下岗，为了救治孩子已经一贫如洗，幸好他们有很多朋友，在关键的时候都伸出了援助之手。那天是北京经济技术开发区的一位老板陪他来的，因为时间已晚，迫不及待直奔我家。

那个老板穿着朴素，没有丝毫架子，患者的父亲只说是他当记者时认识的朋友，我始终把他当作一位陪伴者，后来才知他不仅是一位优秀的企业家，而且是一位有善心的慈善家，他承担了病儿全部中药治疗费。每个月，他都会派公司的员工到我的医院取药，然后用快件寄往广东，这种诚挚、无私的帮助，使得孩子没有一天断过中药。

孩子的母亲是那种最具母爱的东方女性，自从孩子患了病，她把自己的一切都献给了儿子，她的时间，她的精力，她全部的母爱，都给了自己唯一的儿子，因为这是她生命的依托。她时常给我打电话，特别是每次换药方前，她会把孩子的病情说得细而又细，希望我的药能够丝丝入扣。而用药的每个环节，如煎煮药的各个过程，服药的最佳时间，外用药的操作步骤，她都会不厌其烦地打来电话，一遍又一遍地询问。

在孩子治疗的最初几个月，病情曾有过反复，我在电话中可以听到孩子母亲焦急的声音。半年后，当 CT 检查报告显示，肿瘤开始缩小、消退，在电话里我又听到了一个母亲异常兴奋的声音，因为她终于看到了儿子的病有望治愈。她说当初十个人中有九个人劝她给孩子做肝介入治疗，但她顶着巨大的压力，坚持让孩子服我的中药，如今终于出现了奇迹，有了好报。是什么力量支撑着她选择许多人绝对不会选择的道路呢？除了母爱，客观地说，经济条件差也是原因之一，如果介入、化疗需要借钱，而服用中药则有人无偿提供，当然这也使我获得了展示中医无毒大剂量抗癌疗法的机会。如今十几年过去了，生病的小伙子已成为中年人，因为接受的是无毒抗癌治疗，所以对身体没有留下任何伤害和隐患，他健康地生活着，结了婚，现在是两个孩子的爸爸。这应当是中医无毒大剂量疗法的第一个成功案例。

第十二讲　有毒抗癌与无毒抗癌的大比拼

　　我曾经出的一本书《有毒抗癌与无毒抗癌：我的医学思考》介绍了两个病例，患者都是患恶性淋巴瘤，一个患者选择了西医的大剂量化疗＋骨髓移植，另一个患者选择了我的中医无毒大剂量抗癌疗法，治疗费用大不相同，结果也完全不同。现在我读一段书中的内容：

　　西医治疗癌症目前发展的趋势仍然是以"有毒抗癌"为特点的打击疗法，西医抗癌的总战略就是"消灭最后一个癌细胞"，20世纪提出手术根治扩大术和大剂量化疗都是基于这个原则。近年来西医功绩显赫的白血病治疗，更是采用超常剂量的化疗，以便无一漏网地消灭所有的癌细胞，然后再用预先备好的骨髓或干细胞移植到患者体内，将虚弱到极点、白细胞近乎为零的患者从死亡边缘拉回来。这种被西医认为唯一能够根治癌症的方法，虽然充满了传奇色彩，但这种疗法毕竟有风险，同时也是更为残酷和更为昂贵的治疗。现在西医正在将这一方法推广到其他癌症的治疗，例如恶性淋巴瘤、肺小细胞癌等，不能不说这代表了目前西医治疗癌症发展的总趋势。

　　然而西医的这种疗法即使有效，治疗范围仍然有限。因为癌症不同于其他疾病，不仅种类繁多、病因复杂，而且更为重要的是癌症的恶性度大不相同。因此西医的这种在自体骨髓移植或造血干细胞保护下，实施超大剂量化疗的所谓有可能根治的疗法，也只是适用于恶性度强、对放疗化疗敏感的少数癌症；对于绝大多数恶性度低、生长缓慢的肿瘤，特别是发病率高的老年癌症，这种超级的打击疗法显然不适合。

一个最好的例子便是某位著名播音员的治疗，他患了弥漫性大 B 细胞淋巴瘤，这是非霍奇金淋巴瘤，因为多发生于中老年人，也就决定是中等恶性度的淋巴瘤，同时也决定化疗对这种淋巴瘤有一定作用，但很难根治。事实也是这样，播音员前两个疗程的化疗比较有效，接着就无效，出现了耐药，肿瘤迅速扩散。西医的专家们经过研究决定，给他做造血干细胞移植手术。供者是他哥哥，所供的造血干细胞与他完全配型。

在做干细胞移植前，要进行超大剂量的化疗，使患者的白细胞降到零，这时意味着患者的身体已无免疫功能，此时肉眼所看到的肿瘤全部消退了，西医立刻表现出惊喜，以为是一例成功的病例，然而 3 个月后肿瘤复发了，说明即使超大剂量的化疗也杀不干净中等恶性度的癌细胞。虽然播音员求生欲望异常强烈，他坚持做完 9 次化疗，但复发的癌细胞是在超大剂量化疗下存活的，用普通剂量的化疗如何能杀死它们？所以有毒抗癌的化疗这时只能加速死亡。播音员从治疗到病故，只存活了 8 个月，大大低于同类患者常规治疗的存活时间，这应该是一例采用有毒抗癌治疗与癌症做拼死一搏的失败病例，对患者来说也是一个悲剧。

在我的患者中，癌症患者术后大都不做化疗，长期接受我的无毒大剂量中药抗癌治疗，病情都很稳定，除非中途停药，或选择其他治疗，很少有复发的病例。这些患者多为肺癌、结肠癌、乳腺癌、肾癌等，其中也有恶性淋巴瘤患者。

　　一位恶性淋巴瘤患者在做了十几次化疗后，开始求助中医，她愿意用3个月的时间让我治疗，希望能看到中药的作用。然而这种十几次化疗都没能杀死的癌细胞，具有极强的耐药性，用中医无毒抗癌疗法很难控制，结果3个月的治疗只是延缓了肿瘤生长的速度，肿瘤还在长。我遗憾地告诉患者，我的疗法对你目前的肿瘤效果不佳，如果在做化疗之前用我的中药，或许效果会好。

　　患者对我的看法表示赞同，她回忆说，最开始当颈部出现"疙瘩"时，自己不知道是恶性淋巴瘤，就采用传统的中医治疗，治了1个月，肿块消掉一半，可是那位医生突然想到要做活检化验，结果被证实为恶性淋巴瘤。于是连做3次化疗，肿瘤仅仅缩小了1/5。听了患者的回忆，虽然当时我没有找到更有效的方法帮助她控制癌症，但她的话却使我深受启发。我希望能够治疗一位尚没有做过化疗的恶性淋巴瘤患者，如果患者处于早中期，相信中医无毒大剂量抗癌法有可能将恶性淋巴瘤治愈。

　　后来我果真碰到了这样一个病例。一位52岁的女性患者洗澡时，发现左腹股沟有一花生米大小凸出皮肤的包块，于是手术切除。术后病理报告为恶性淋巴瘤，对于身体上残存的病灶，西医的治疗是化疗。夫妻俩商量了许久，总觉得这个病适合中医治疗，他们主动要求出院，并在协议书上签下"拒绝化疗"几个字。他们开始把眼光转向中医，希望从中医那里找到有效的治疗方法。于是患者的老公半夜起床，排队挂了一家著名中医医院肿瘤科主任的号。当中医肿瘤专家听完病史陈述后，使他们倍感疑惑和意想不到的是，那位中医竟建议也做化疗，中药不过是扶正、减轻化疗毒副作用的辅助疗法。在1个月内，他们几乎挂遍了京城所有肿瘤界名中医的专家号，得到的结论都一样。

那个患淋巴瘤的患者，最后找到了我，据说她的哥哥曾有一位挚友，40多岁患癌症离世，临终前将我的那本第三版《中医成功治疗肿瘤一百例》交给了她哥哥，并说这本书的抗癌观点写得非常好，可惜他的癌症发展太快，没有机会去找谢医生看病了，嘱咐将来家里亲友谁患了癌症，最好第一时间找这个大夫。于是她哥哥就一直保存着我的书，现在又把书拿出来交给了他的妹妹，使这位不愿意做化疗的淋巴瘤患者最终找到了我。

这对夫妻那天早晨来到了我的医院，他们在北京已经苦苦找了一个多月，他们要找一位能不借助化疗完全用中药治疗癌症的医生，他们向我介绍了整个病情和求医经过，我的回答没有使他们失望，我说："如果还没有用过化疗的话，正好可以试试我的中医无毒大剂量抗癌疗法。"

我们的治疗就这样开始了，患者严格按照我的医嘱煎药服药，每两周来医院调一次方，3个月后复查，发现腹股沟、腋下、锁骨、颈部肿大的淋巴结开始变小，以后逐渐缩小。当病情稳定后，我用普通剂量的中药对患者进行调理，虽然一度患者的淋巴结曾轻度增大，但在改服大剂量中药后，患者相对肿大的淋巴结又开始缩小，直至最后完全消退。患者的治疗一共进行了两年，当确定恶性肿瘤已经完全治愈后，她停止了服中药。现在她已经过了10年的生存期，据说每日都会去跳舞，开始快乐地享受老年的幸福生活。不能不说这是中医无毒大剂量抗癌法的另一个成功病例。

某著名主持人身患恶性淋巴瘤，他选择了上百万元的骨髓移植＋大剂量化疗，结果只活了8个月。而与此同时，这位患有恶性淋巴瘤的女性患者，因为不愿做化疗，跑遍京城各家中医医院，希望找到一位单纯用中药治疗恶性淋巴瘤的大夫，结果居然没有人应诊。最后找到了我，接受了中药无毒大剂量抗癌疗法。我为她治疗了两年，使她的肿瘤完全消退并获得痊愈，因为用的中药医保都能报销，所以她几乎没花什么钱。去年是她治愈 10 年整，她还专门到医院的诊室来看我一次。

因此治疗癌症不在于花多少钱，而在于要选对治疗。从播音员的治疗效果可以判断，他的癌症恶性度并不是很高，因此超大剂量的化疗没有把癌细胞全部杀死，使一部分癌细胞出现逃逸，而这些死灰复燃的癌症具有超强的耐药性，任何抗癌药物都将无效，包括我的中药。恶性淋巴瘤与急性白血病相比，恶性度要低，因此我会分别对待，采取不同的治疗。急性白血病由于恶性度较高，我一般采取中西医结合的方法，而恶性淋巴瘤恶性度相对较低，我会首选中医无毒大剂量抗癌法，只是在控制不利的情况下才建议患者适度或间歇用化疗。因此癌症患者一开始选对治疗很重要。

第十三讲　癌症患者多一种治疗不好吗

　　人体既然对各种疾病包括癌症具有天然的自愈力，在医学上既然也有不少癌症自然消退的报道，那么保护和激发人体自身的抗癌自愈力，应该成为中医无毒抗癌之本，并且贯彻在癌症治疗的全过程中。

　　然而癌症首先是在西医医院被诊断出来的，所以大多数人都在第一时间接受了西医的治疗，即以手术、放化疗为主要手段的有毒抗癌治疗。患者一旦接受了有毒抗癌治疗，身体便处在中毒状态，不仅生活质量大为降低，而且自身的抗癌自愈力也被压制。

　　癌症是慢性病，治疗是长期的，所以我们必须全面权衡近期疗效和远期疗效。为什么美国癌症协会建议 60 岁以上的老人不宜用放化疗，就是因为虽然放化疗短期对癌症有效，但同时会对身体造成伤害，使患者的体质日益下降，从而影响远期治疗效果。一项研究表明，通过对癌症患者放化疗组与不治疗组的对比，不治疗组比放化疗组的癌症患者其生存期反而要延长 1/3，生存质量也高。也就是说，接受过放化疗患者的生存期，还不如没有治疗患者的生存期长，因此应该说放化疗虽有近期效果，但反过来会恶化远期效果。

　　无毒中医大剂量抗癌治疗最适合治疗占 95% 的低恶性度癌症，

特别是老年患者和体弱患者所患早中期高分化和中分化癌症，以及各种癌前病变。如果这些低度恶性癌症的瘤体不大，持之以恒服用无毒大剂量的抗癌中药，有可能使肿瘤逐渐缩小，甚至消失。然而我很少有机会治疗这类患者，因为更多的患者会首选手术。但这类患者如果向我寻求中医配合，我通常会让他们在术前服用大约两周无毒抗癌中药，这可使处于活跃的癌症变得相对不活跃，从而减少癌症在手术过程中转移。在手术后，我通常要看病理报告，如果是低分化高恶性度癌症，或者反映癌症活跃度的 Ki67 高于 50% 的，适当做些化疗我也不反对。但如果病理报告显示，癌细胞为高中分化，属于恶性度不高的癌症，或 Ki67 低于 50% 的，我都会建议患者放弃化疗。强行做化疗只会产生相反的作用，因为化疗对低恶性度癌症杀伤作用有限，反而进一步增加这些低恶性度癌症的耐药性，为远期治疗带来困难。

根据我的临床经验，使用中医无毒大剂量抗癌疗法，在控制高中分化癌症或 Ki67 在 50% 以下的癌症有较好的疗效。对这部分癌症患者，在术后我一般不建议用化疗，而是长期用无毒大剂量抗癌中药预防复发。这类癌症如果病灶不大，不做手术，用无毒大剂量抗癌中药也有可能使肿瘤消退。临床上，此类癌症以乳腺癌、结肠癌最多见，甲状腺癌、肾癌、一部分肺癌和大部分的老年人所患的癌症也不少见。因此，如果我们对这类癌症患者，采取程序化的 6 次化疗，不仅对身体造成损伤，而且由于化疗对癌细胞不敏感，杀不死癌症，反而会使癌细胞产生严重的耐药性，为患者的远期治疗带来隐患和障碍。

一位乙状结肠癌患者在手术后，做了 6 次化疗，半年后复发，转移至肺。患者是一位农民，他每天还下地，但他却非常认真地喝我的中药，经过约 1 年的时间，他肺中的肿瘤终于消退，后来他又喝了 4 年的中药，直到确认他的癌症完全被治愈，才停止喝中药。如果这个患者没有做过化疗，或许喝两年中药就可以了，但做过化疗后，癌细胞会变得异常顽固，容易复发，所以治疗的时间要加倍。

有了这个成功案例后，从此我对治疗结肠癌便十分自信，既然结肠癌术后做 6 次化疗依然复发，但通过中医无毒大剂量抗癌法，却还能使癌症复发的转移灶消掉，那么为什么结肠癌患者术后一定要常规进行化疗呢？为什么不可以术后直接用中医无毒大剂量抗癌法替代化疗来预防癌症的复发呢？自此，我治疗结肠癌术后患者，均不建议化疗，而是坚持用中医无毒大剂量抗癌疗法，在连续服两年以上中药后，如果没有发现任何可能复发的征兆，以后可间歇服药。按我的治疗方案进行治疗的这类癌症患者，几乎没有复发的。

有一位小伙子患了乙状结肠癌，他是在中国医学科学院肿瘤医院做的手术，由于病灶侵及了直肠，所以不得不在腹部做个人工肛瘘，但术后发现腹腔有淋巴转移，因此西医要求做放疗，小伙子本来对做人工肛瘘已耿耿于怀，让他做放疗更是抵制。于是他选择了我的中医无毒大剂量抗癌疗法。治疗 3 个月后，B 超显示转移的淋巴结开始缩小，半年后再查，肿瘤已消失，加强 CT 复查也没有看到肿瘤的痕迹。肿瘤转移灶的消失，使患者全家皆大欢喜，可是也给患者带来了新的烦恼，他非常后悔，当初不该做手术，应该直接吃我的中药，尤其是人工肛瘘给这位年轻人带来太多的烦恼，因为肿瘤虽然没有了，可是他还不能像正常人那样排便。

他又吃了我半年的中药，然后到肿瘤医院找到给他做手术的主刀医生，要求把接在腹部人工肛门上的肠子重新接回到肛门上。他将 CT 片子交给医生，可是这位西医的主任看到片子是中医肿瘤医院拍的，又听说癌症的转移灶是服中药消掉的，于是摇了摇头，表示怀疑。他说如果要做手术，必须确保癌症完全消失，那么仅做加强 CT 不够，必须做 PET-CT。其实大家都很清楚，无论是患者，还是西医的主刀医生和中医的我都清楚，这两项检查的结果差别不会很大，果然 PET-CT 同样也没有找到肿瘤的任何痕迹。可那位主刀医生拿着检查结果，却依然不肯安排手术，说 1 年的时间太短，怕手术会激发残余的癌细胞。

于是我劝患者又喝了 1 年的中药，确保癌症完全消失，然后帮他找了另一家西医的外科主任，为他做了肛门回复手术，术后他又吃了我半年的无毒抗癌中药，患者终于认识到自己不仅战胜了癌症，而且成为一个真正的正常人。他感到获得了第二次生命，从此精神焕发。他找到新的工作岗位，也结了婚，现在是一个孩子的父亲，目前已经过了 10 年生存期。这也应该是中医无毒大剂量抗癌疗法的成功案例。

作为一个老中医，当我总结自己几十年中医抗癌的临床经验，感到自己的治疗应该尽量实际些，希望癌症患者一开始首选中医无毒大剂量抗癌法不切实际。任何家庭的一个成员，尤其是重要的家庭成员，一旦诊断为癌症，不接受西医治疗，却投向中医，那么他们或许会被看成疯了。必定遭到家庭其他成员的反对，包括父母、爱人及熟悉的医生。

然而我发现，一个癌症患者从出现早期症状到医院就诊，从怀疑癌症到癌症确诊，从治疗方案的确定到治疗的实施，往往需要一两个月的时间，有时甚至长达几个月。而这段时间是治疗的空白。西医在未确诊之前无法进行治疗，因为手术是有创伤性的，放化疗是有毒副作用的，而中医无毒大剂量抗癌法在这一期间则完全可以实施，因为无毒不伤身体，可被较多的癌症患者接受。在这一时期应用中医无毒大剂量抗癌法，至少有如下几个好处和作用：

1. 扼制肿瘤的发展。从反复检查（包括血液检查、影像学检查、活检）到最后确诊，再到治疗方案的制订和实施，常常需1～2个月的时间，而这段黄金时间如果没有抗癌治疗，肿瘤可能会有 10% 的发展，而应用中医无毒大剂量抗癌法则恰恰可弥补癌症患者这段时间的治疗空白。

2. 预防肿瘤的转移。对于活检能否引起转移在医学界有过争议，因为毕竟在癌症组织上进行了创伤性的刺激，在中医看来，如同捅了马蜂窝，会引起转移。如果在活检的前后服用无毒抗癌中药，就可预防癌症的转移。

3. 预防手术引起癌症转移。如果手术前没有抗癌治疗，癌细胞处于活跃状态，手术容易引发转移。但在术前应用中医无毒大剂量抗癌治疗，可使癌细胞从活跃状态转变为相对抑制状态，从而预防和减少因手术引起的癌症转移。

4. 对于低恶性度的早中期癌症，应用中医无毒大剂量抗癌法，可初见效果。通过 1～2 个月甚至几个月的治疗，对于低恶性度的早中期癌症缓解症状、降低癌症指标，甚至在影像学出现瘤体缩小都有可能，从而使癌症患者下决心全面接受中医无毒大剂量抗癌法。

癌症患者实施中医无毒大剂量抗癌法的另一最佳时机为手术

后。术后的病理报告是帮助医生和患者制订治疗方案的重要依据，是选择常规的化疗，还是选择中医无毒大剂量抗癌法？根据我的临床经验，如果细胞病理分析，癌症属于高中分化，或 Ki67 在 50% 以下，均可用中医无毒大剂量抗癌法预防癌症复发，如果癌症属于低分化，或 Ki67 在 50% 以上者，患者选择化疗，我一般不会劝阻，只是叮嘱化疗不要过量，要用低剂量；但如果患者仍然选择中医无毒大剂量抗癌法，我在应用无毒的抗癌中药外，也会加用适量以毒攻毒的抗癌中药，以帮助患者控制癌症。

　　总之，中医无毒大剂量抗癌疗法为广大癌症患者提供了另一种可选择的抗癌治疗方法，这是继西医有毒抗癌手术、放化疗之外，以缓攻为特点的一种抗癌疗法。对于老人、体弱者，对于患低恶性度癌症的患者，其实是恰当对应的有效治疗。这种中医无毒抗癌治疗不过是给患者多了一种选择，患者只要每天坚持熬药喝药，可以完全过正常人的生活，因为这种治疗没有痛苦，几乎没有副作用，需要的只是持之以恒的毅力和与癌症斗争的决心。

第十四讲　中西医结合治疗癌症能否换个模式

中西医结合治疗癌症是我国抗癌的一大特色。20世纪70年代，中西医结合治疗癌症模式最早在我国形成，到了80年代曾被西方医学界关注和欣赏。由于中西医结合治疗癌症是以西医为主、中医为辅的，所以中医治疗癌症首先需得到西医的认可，而目前能够被西医接受的只有中医的扶正疗法。因此流行的中西医结合治疗的模式为西医的手术、放疗、化疗，辅以中医的扶正疗法。这个中西医结合治疗癌症的模式从20世纪延续至今，几乎推行了近半个世纪。

然而在我历经几十年的中医抗癌临床实践中，逐渐悟出了新的中西医结合治疗模式，虽然这个治疗模式尚在探索中，但新的中西医结合治疗癌症的模式是以患者为本，将中医和西医放在平等的地位，进行互补和科学的结合，以便让患者获得最佳治疗效果，以达到治愈癌症或带瘤长期生存的目的。由此，我认为旧的中西医结合治疗癌症的模式已经落伍。

中医和西医治疗癌症有各自的优势和疗效，但临床上的中医大夫和西医医生出于职业，喜欢夸大各自的医学效果，排斥对方，这不仅是出于对自己医学的坚守，而且也有经济利益在作祟。一般来说，西医的研究实验和临床治疗为一体，治疗模式相对固定成型，即手术、放疗、化疗，无论是普通的西医医生，还是西医的权威医生，治疗方案和治疗处方大致一样。然而临床一线中医大夫的治疗方案和处方则有很大不同，这是因为中医本身有很多流派，如经方派、时方派；在治疗癌症中，有扶正派、以毒攻毒派、温热派、清热派、调补派等，即使同一流派的中医大夫也因各自的临床经验不同而处方不同。因此，中西医结合治疗癌症会因中医大夫学术观点、中医水平、临床经验不同而有很大不同。

《与癌磨，不与癌搏》是我一本书的书名，也可作为晚期癌症患者的治疗原则。晚期癌症患者分两种，一种为刚刚确诊，但已全身转移，失去了手术机会；另一种为患者经历了手术、放化疗，没有控制住病情，癌症不仅复发，而且全身转移。西医对晚期癌症治疗，分被动的保守治疗和积极主动的抗癌治疗。所谓保守治疗实际上是姑息治疗，减轻痛苦，延长生命，但不抗癌，当然西医此时也可能一脚将患者"踢"给中医。如果是积极的治疗必定要以抗癌为主，一般会用化疗，然而从临床效果上看，第一类晚期癌症患者，由于癌症已全身转移，所以用化疗来抗癌如同杯水车薪，除非少数恶性度极高、对化疗极敏感的癌症，如绒毛膜上皮细胞癌或急性白血病适合化疗；而第二类晚期癌症患者，由于耐药的缘故，化疗对癌细胞的作用很弱，即使更换化疗的品种，或用低剂量化疗，由于没有走出有毒抗癌治疗的框架，结果往往只能缩短患者的生存期。这样的病例比比皆是，或者说每天都在肿瘤医院发生，可惜西医并没有认识到，至少没有引以为戒。

七八年前，有一位结肠癌肝转移的患者向我寻求中医帮助，她曾是一家大医院的药剂科主任，她的先生是外科主任，她的儿女都学医，并且还是留学归国的医学博士，她的家庭可谓医学之家。她一直在做化疗，因为血象升不上来，才来找我看中医，我为她开了两周的扶正中药。两周后她的血象达标，她又去做化疗，可是1个月后，她又回来找我，但这一次她的白细胞降得更低，打了升白针效果也不佳，而中药的作用也不如前。最后，我用了重剂温阳药，才勉强使她的血象升上去。我把她收住入院，开始为她静脉输中药抗癌药，口服七分补三分攻的汤药。两周后我查房时看到，她的面色开始红润，精神也比先前好，她对中医抗癌有了信心。她问我今后应该如何治疗，我说用中医无毒抗癌法，与癌症慢慢磨。她点了点头，表示赞同，这代表了一位西医对中医的认可。然而我把问题看得太简单了，作为医学之家，他们开了一个家庭会议，邀请了一位刚刚回国的德国医学博士，他建议单用一种叫方克的化疗药，这个药比其他化疗药副作用小。于是她被儿女们接走，送到西医的肿瘤医院做化疗。然而对于一个十分衰弱的晚期癌症患者，即使毒性很小的一次化疗，也有可能要她的命。

当化疗结束，她衰弱乏力，苦不堪言。她再也没有力气到我的门诊，她的女儿不得不替她来开中药。她女儿告诉我全家都后悔做这次化疗，然而治疗癌症的路一旦走错，很难重走，因为老天往往不会再给机会。我的许多外地患者都是这样的，他们打电话给我，要到北京找我看中医，他们常说的一句话便是，等我做完这次或下次化疗，我一定会来。然而凡是舍不得离开化疗的患者，我一个也没有等到。

面对患者的女儿，我知道这是我最后一次为她妈妈开中药了，于是我直白地问，你们西医治疗癌症好像只认化疗，你们的座右铭似乎是生命不息，化疗不止。其实化疗剂量再大也杀不死这些恶性度不高的癌细胞，只是相对控制癌症的发展而已，而中医无毒抗癌也是控制癌症发展，不过一个有毒，一个无毒，那你们为什么偏偏要选择有毒的化疗呢？患者的女儿也是一位医生，她拿起中药方，两眼望着我，半晌没有说出话，她似乎突然明白了一个最简单的道理，可是为时已晚。

　　然而对于少数恶性度高的低分化癌症，例如肺小细胞癌、卵巢癌、急性白血病，单纯用中医无毒大剂量抗癌法很难控制。一位患肺癌的老太太，没有做气管镜活检，无法判定属于哪一类型的肺癌，她的儿子为她选择了我的治疗，服药的感觉一直不错，但在服药半年后，患者的颈部出现了"疙瘩"，也就是说出现了淋巴转移。活检证实为肺小细胞癌，我建议用化疗，几个疗程后，肿瘤暂时消退了。后来患者完全转向西医，再也没有找过我，其实化疗只是在前 3 个疗程有显著的效果，第 4 个疗程后会出现耐药。

　　肺小细胞癌若不治疗，生存期短于 4 个月，5 年生存期仅为 6%。多数肺小细胞癌患者会错失手术机会，而不得不采用放化疗，治疗开始敏感有效，但复发后因耐药又往往使化疗失败。肺小细胞癌经过西医放化疗，中位生存期只有 12 ～ 18 个月。那么能否引入中医无毒大剂量抗癌法与西医化疗合理、科学、互补地结合，提高治愈率或延长肺小细胞癌患者的生存期呢？

　　一般的肺小细胞癌患者都是先化疗 6 次，半年后出现复发，再做化疗往往会遇到耐药问题，最后导致治疗失败。传统的中西医结合，中医的治疗贯彻始终，但一般为扶正。经过这种模式的治疗，对于中晚期的肺小细胞癌患者，平均生存期也仅为 1 年半，很难活过 2 年。我用中医无毒大剂量抗癌法配合化疗治疗一例肺小细胞癌患者，目前生存期已超过 10 年，由于经多次检查无任何复发迹象，现在已停止治疗，包括服用中药，因为西医认为他的癌症已治愈。

　　患者是一位朋友的亲戚，他是农村的生产队长，身材魁梧，浓眉大眼，虽然患了肺癌，可依然吸烟、喝酒，他的爱人也高大体壮，常一起来，并且总暗中提醒，要我劝生产队长戒烟戒酒，我自然照办，可是发现收效甚微，因为生产队长的工作作风是我行我素，不大习惯听令于他人。不过他的心态不错，至少他不惧怕癌症。在西医面前，也不是一个听话的患者，他做了 3 次化疗，因为不堪化疗的毒副作用，转而来吃我的中药。

　　然而他却无意中选择了一个最佳的时间点来接受中医无毒大剂量抗癌法，因为耐药往往出现在第 4 次化疗，被他规避了。服我的中药后，他一直感觉很好，对我十分相信，直到吃了半年中药后，CT 检查发现病灶略有增大，他做了第 4 次化疗。接着他又回过头来喝我的中药，又喝了半年，当发现病灶再次抬头时，才做第 5 次化疗。以后他采用中药无毒大剂量抗癌疗法与化疗交替使用，但治疗时间很长，他又连续喝了两年我的中药，其间间歇又做了 4 次化疗，总共做了 9 次化疗。在经过多次检查，确保癌症病灶已完全消失，并且不会死灰复燃后，他停止了全部治疗，包括我的中药。如今已过了 10 年的生存期。他的病友早就一个个走了，只剩下他孤身一人，因此他成为当地闻名的抗癌明星，一个活过 10 年的肺小细胞癌患者。生产队长有时会带着新的癌症患者来找我，看到他满面红光，精神焕发，只是依然吸烟。我像过去那样劝他戒烟，他只是露出憨笑，说："会的，会的，我现在抽得越来越少了。"然后嘿嘿一笑。

　　这是无毒抗癌法与有毒抗癌法相结合治愈癌症的成功病例，如果单纯用放化疗或中医无毒大剂量抗癌法都达不到如此效果。传统的中西医治疗肺小细胞癌模式是西医化疗，中医扶正。但我治疗肺小细胞癌的原则是用中医无毒大剂量抗癌法与化疗交替、轮番攻击癌症，抗癌贯彻始终。一般先用化疗，当出现耐药先兆时，停止化疗，耐药通常出现在第三个或第四个疗程的化疗前后。然后开始实施中医无毒大剂量抗癌法，治疗时间应尽量超过半年，因为过了半年癌细胞对化疗的耐药性有所减弱，当然用中医攻克癌症维持的时间越长越好，如果没有出现失控的征兆，就一直用中药，尽量不用化疗，直到证实癌症病灶有进展趋势，可做一次化疗，然后继续用中医无毒大剂量抗癌法，如此交替、穿插抗癌。这样即使不能治愈癌症，也能大大延长患者的生存期。此外，如果肺小细胞癌患者的病灶不大，一般为一二期患者，往往经过 6 次化疗，辅以放疗后，癌症病灶在影像学检查中有可能消失。西医对这类患者往往停止治疗，直到出现复发，再施以化疗。而我认为，尽管癌症病灶暂时消失，但完全停止治疗是危险的，应当实施中医无毒大剂量抗癌法，至少持续服中药两年，才能确保癌症的最后治愈。

第十五讲 无毒抗癌与有毒抗癌并不是天生的冤家

　　无毒抗癌与有毒抗癌并不是天生的冤家，两者交替使用应该是中西医结合治疗癌症的新模式。无论哪一种癌症，哪一部位的实体癌症，甚至全身性的癌症如白血病、淋巴瘤，只要是高恶性度的低分化癌症，均可采用这种中西医结合治疗的新模式。对于低分化癌症，西医的有毒抗癌治疗的疗效虽然优于中医，但是单纯的西医有毒抗癌治疗，效果将远不如两者的结合。治疗的关键环节，或者说治疗的黄金时间是完成第一阶段化疗后的第一个缓解期，及时采用持续的中医无毒大剂量抗癌法，并且尽量延长缓解期，从而使患者获得最佳效果。

　　四五十年前，我曾在内蒙古自治区巴盟乌拉特前旗上山下乡，我所在的内蒙古自治区建设兵团十二团一连在一个叫沙头的村子旁。离沙头村 10km 远有一个树林子公社，记得那时我喂养的一匹小黑马的屁股被扎伤，我牵着小黑马两次到树林子公社，寻找当地一位有名的兽医去治疗，所以对树林子公社还有些印象。结果30 年后，我治疗的几个癌症患者居然就住在内蒙古自治区巴盟乌拉特前旗的树林子村，虽然已是十五六年前的事情，但还是依稀记得。先是治好了一位甲状腺癌患者，她手术后复发，用放疗未能控制住。我便用外用药帮她在病灶处拔出脓毒，然后再让她长期服中药，最终治好了她的甲状腺癌。她是乌拉特前旗中学校长的妹妹，有个表弟住在树林子村，不幸患了食管癌，手术后做了3次化疗，不堪痛苦，于是找我用中医治疗。他吃了两年的中药，复查多次，没有发现癌症的病灶，于是他停止服中药。可是依据我的经验，如果术后没有做化疗，我的中药需要连服两年，做过化疗者则至少还需加服1年中药。因此，我建议他再服1年的中药，但因家庭经济困难，他没有采纳，后来果然复发，可那是10年后的事情。

在这10年中，他又向我介绍了两个患者，一个是他的嫂子，另一个是他的侄子；一个50多岁，另一个十几岁，两人都患的是急性白血病。我用中医无毒大剂量抗癌法配合西医化疗，经过5年左右的治疗，使他们最终都获得治愈。他的嫂子虽然诊断为急性白血病，但癌症的恶性度相对比十几岁侄子的低，所以她只做了一个疗程化疗。在第一个缓解期，她及时接受我的中医无毒大剂量抗癌法。她开始每3个月复查一次，西医很惊奇，居然每次检查都正常。1年后，基于家庭经济状况，我把汤药改为药粉，相当于1个月汤药价格的药粉配上一料，可吃半年，这使她能够长期坚持服中药。她每半年还会复查1次，结果每次都正常。我后来又为她开了几料药粉，5年后她停止服中药，因为西医认为她的急性白血病已治愈。

他的侄子治疗则没那么简单，孩子的妈妈严格按照西医的有毒抗癌治疗程序，在第一阶段化疗获得缓解后，依然坚持定期化疗。开始每3个月做1个疗程化疗，后来每半年做1次化疗，但同时始终服我的汤药，这样的治疗持续了几年。我看到孩子的检查已完全正常，便劝他的母亲，说不必再做化疗了，仅服我的中药即可。然而孩子的母亲依然不放心，直到西医也认为无须再做化疗时才停止了化疗，一心一意吃我的中药。当孩子即将上高二时，他们到天津去复查，路过北京，开最后一次中药。我看到母子俩兴高采烈，因为西医已正式通知他们，孩子的急性白血病已治愈，今后无须治疗。自然，西医将这例治愈的急性白血病归为化疗的成果，他们不知道患者一直在服我的中药，药方中不仅含足量的无毒抗癌中药，同时也含有足量的补肾之品。因为在我看来，白血病实际上是骨髓病，是骨髓中的细胞发生了变异，发生了癌变，而中医学认为，肾主骨，生髓。肾与骨髓关系密切，肾虚是白血病发病之根本。从这个意义上说，中医治疗白血病，不仅要注意抗癌，也要注重补肾。抗癌是治标，补肾是治本。这就是我治疗白血病的心得。

当然中西医结合治疗有时也会失败，那是因为对于低恶性度癌症患者，一定要始终以中医无毒抗癌为主，尽可能避免使用化疗，否则会前功尽弃，导致失败。一位70多岁的老先生身患肺癌，咳痰咯血，前来就诊。他的儿子本为他安排手术或放疗，因为没有床位，想先用中药控制一下，我为他开了两周的药。结果两周后，他症状大减，不再咯血，痰也大为减少。老人曾经是自学成才的工程师，所以对任何事情都有自己的主见。当他亲身体验了中医的作用后，就决定放弃手术和放疗，一心用中药治疗癌症。这一治就是两年，只记得肿瘤有时大些，有时小些，往往和他吃药是否按时有关，但他的气色始终很好，底气很足，说话声音洪亮。他在我的诊所，喜欢高谈阔论，他向其他患者诉说着自己吃中药的感受。他说和他一起被诊断为肺癌的病友，最后都去做手术、放疗和化疗了，可是他们一个个都先后走了，只有他还活着，每说到此处，他会哈哈大笑，他的乐观感染和鼓舞了我的其他患者。

然而到了第 3 个年头，老先生有两个多月没来就诊，后来他的老伴跑到我的诊室，向我诉说情况。原来老先生有一天患重感冒，送到西医某三甲医院，在输抗生素时，引起过敏，险些丢了性命，虽然抢救过来，但肺部感染缠绵不愈，结果在医院住了两个多月。在这期间，没有吃中药，于是肿瘤开始长大。医院为他做了系统全面的检查，包括气管镜活检。医院向他儿子发出警告，老人必须进行正规的治疗，马上化疗，否则责任自负。老先生不愿意做化疗，便让他的老伴拿着活检病理报告给我看，很想听听我的意见。我看到病理报告示 Ki67 只有 5%，说明他的癌症不活跃，对化疗不会敏感，而这两个月疾病缠绵，身体极度衰弱，他如何经得住化疗呢？我劝他尽快出院，还是在门诊用中药慢慢磨吧！可是现在的治疗选择，常常不是患者自己所能决定的。患者出于侥幸的心理，在西医医生和儿子合力劝阻下，做出暂时的妥协，那就试一次化疗吧。可哪知一次化疗就把老先生的命送走了。

这个病例告诉我们，虽然有毒抗癌与无毒抗癌不是天生冤家，但是两者的结合只限于治疗高恶性度癌症，不适合治疗低恶性度癌症，也不适合治疗老年癌症患者。因此中西医结合是有讲究的，不能盲目机械地进行，有毒抗癌与无毒抗癌在治疗 95% 低恶性度癌症上还是冤家对头，不能一起用，或交替用。对于低恶性度癌症，特别是老年人患的低恶性度癌症，化疗一次也不要做。始终用中医的无毒抗癌治疗，与癌症磨，与癌症周旋。如果中西医结合，可以结合西医的无毒抗癌治疗，例如西医的微波、超声刀、射频等热疗，还有免疫治疗、靶向治疗也可选用。当然还有些癌症虽然不属于高恶性度癌症，但属于恶性度较高的癌症，例如卵巢癌、低分化胃癌等，单纯用无毒抗癌中药不容易控制，对这类癌症可以用化疗，但需要注意，不是如同目前西医医院所进行的6 ～ 8 次的程序化化疗，而是采取低剂量化疗，开始做两三次，然后用中药控制，控制得越久越好，控制不住，可间歇、交替应用化疗，这应该也属于中西医结合治疗癌症的新模式。

第十六讲　耐药是癌症治疗的拦路虎

如果医学上不存在耐药问题，那么西医早已功勋卓著，许多烈性传染病和绝症早已攻克，可惜世上的事并非如此简单，癌细胞有适应生存环境的本能，于是就出现了广泛的耐药性。

10年前，一位内蒙古大学化学系老教授，可能是看了我的书，专程从内蒙古自治区到北京来向我求诊，他患前列腺癌将近两年。这位老教授有严谨的科学态度，为了讲清自己治疗的经过，他向我呈现两张坐标图，我看到的曲线是大小两个英文字母U。患者一直在协和医院就诊，采用内分泌治疗，并检测前列腺癌的特异指标PSA，他画的两张图是为了验证内分泌药的疗效。第一个大U字母，显示第一组内分泌药在前几个月有效，故U字母左半部显示PSA呈下降趋势，然后相持稳定几个月，便是U字母的底部。再后来内分泌药出现耐药，失效，故U字母右半部显示PSA呈上升趋势。1年后协和医院给他换了另一组内分泌药，同样是开始有效，然后出现耐药，整个治疗过程和疗效呈现小U字母形，治疗周期缩短了一半，也就是说第二组内分泌药耐药时间比第一组内分泌药提前到来。老教授的PSA在不断攀升，肿瘤也在不断长大，并且出现了骨转移。协和医院不得不给他用化疗，但化疗效果并不好，做了两期化疗，老教授的PSA仍在攀升，他不得已，向我寻求中医的帮助。

　　根据我的经验，如果内分泌治疗和化疗出现耐药后，用我的中医无毒大剂量疗法也很难奏效，他试服了几周中药，没有明显效果。但老教授对我还抱着希望，为了不使他失望，我想起了一个病例，并讲给老教授听。有一个沧州的老警察身患前列腺癌，曾经专程找我寻求中医治疗，他由夫人陪伴，夫人是一位化学老师，很健谈，她向我讲述老警察的病史。老警察在一次执行任务中，过度疲劳，诱发阑尾炎，术后又感染，反复折腾几个月，身体衰竭，免疫系统崩溃，于是继发前列腺癌并全身骨转移，各种抗癌治疗均无效，生命危在旦夕。然而老警察的夫人是位中学化学老师，她检索抗癌资料，发现有一种锶疗法，可以治疗全身骨转移。她找到协和医院的一位老医生，要求用锶疗法。老医生说这是 20 多年前的一种古老的治疗方法，因为副作用太大，现在早已不用了。可是她说她老公只有九死一生的机会，就死马当活马医吧，她坚持要求给她丈夫进行锶疗法。最后，在协和医院那位老医生的帮助下，患者做了锶疗法，虽然副作用很大，但老警察挺了过去，结果奇迹发生了，老警察全身骨转移的癌症果然消退了。他们这次专程找我，只是希望服用我的中药预防癌症的复发。可惜他们只找了我 1 次，以后便没有了音信。

　　老教授听完后，对我提供的信息非常感兴趣，作为化学教授，他能理解锶制剂治疗癌症的原理，他很想尝试锶疗法，他希望我能帮他联系到那个患者，并且说看来能否找到那个患者将决定他的生死。我自然不敢怠慢，翻遍过去所有的笔记本，尽管找到了患者的名字和为他开的处方，但由于他是取药走的，以后也没有邮购过中药，因此他没有留下电话和地址，以至于我始终无法帮助老教授找到那位决定他生死的患者。老教授很清楚病的预后，后来他不得已再次去做化疗，自此便没有了音信，我想他的生死真是被他自己言中了。

我讲述这个病例，不过是为了完整记录西医治疗前列腺癌的全过程。内分泌药的研制成功，应该说是西医治疗前列腺癌的突破，关键是如何合理、科学、务实地应用这些内分泌药物，以便获取临床上的最佳效果。老教授的用药完全是按照西医权威的、教科书式的用药原则，即第一组内分泌药连续用9个月以上，药物从有效、相持至无效，经历了一个漫长的过程，因此老教授在他的图表上画出了一个大U字母。接着，老教授又开始用第二组内分泌药，同样经历药物从有效、相持至无效的过程，只是时间不到半年，所以老教授在他的图表上画出了一个小U字母。当两组内分泌药都出现耐药后，西医不得不采用明知效果不佳的化疗，对西医来说，这是没有办法的办法，明知无效仍然不得不用之的治疗。

然而依据我的临床经验，西医应当采用间歇或交替用药的方法，当第一组内分泌药将PSA降到一定值时就停用，停用的时间要超过3个月以上，为达到此目的，可应用中医无毒大剂量抗癌法，使间歇时间尽可能延长。当PSA超过正常值或更高时，再用第一组内分泌药或第二组内分泌药，直至PSA降至一定值以下，然后再用中药控制，如此交替、循环往复地治疗，使患者的生存期尽可能延长，甚至治愈癌症。

耐药一直是困扰癌症治疗的难题，因为癌细胞为了生存和繁殖，本能地要适应各种不利甚至对它来说是恶劣的内环境，而西医的各种化疗药、靶向药、内分泌调节药均是人为给癌细胞制造不利的微环境。然而癌细胞是活体，适应能力极强，它通过基因变异和超强的代谢能力，很快适应由药物给癌细胞带来的不利生存微环境，本能地对各种药物产生抵抗，于是在临床上就出现了广泛的耐药现象。这使得西医花费巨资、投入极大科学力量苦苦研究出来的各种抗癌药物，尽管在临床初期有效甚至显效，但由于癌细胞的耐药，致使西医相当一部分的抗癌药物在应用一段时间后不得不淘汰。

西医对耐药问题一直在研究中，最近也有新发现，这里我做个简单介绍。西医从发现细菌的耐药性开始，继而发现其他一些疾病也会发生耐药。癌症的药物治疗（包括化疗、靶向药和免疫药物治疗）是非常重要的治疗手段，但是目前几乎所有的药物，随着患者长时间应用，使癌症产生广泛的耐药现象。癌细胞在抵抗药物时，可以形成新的肿瘤，这一过程称为复发。有时耐药在开始治疗几周内迅速出现，有时耐药则在治疗后几个月甚至几年后出现。

有数据显示，在因癌症而死亡的患者中，90% 以上与癌细胞的抗药有关，尤其是多药抗癌。研究显示，当通过化疗手段治疗癌症时，肿瘤细胞会适应新的环境并开启自我防御机制，其中包括药物外排、DNA 损伤修复、生存相关基因表达、抗凋亡和细胞内存活信号通路被激活等耐药机制。

很多癌症患者在治疗初期疗效显著，但随着治疗时间的延长，癌细胞显示出强大的耐药性，最终导致治疗失败。肿瘤细胞为何会耐药？广州中山大学宋尔卫教授带领的研究团队从肿瘤微环境入手，揭示成纤维细胞亚群调控肿瘤耐药的新机制。

近年的研究表明，癌细胞在不产生基因突变的情况下，也能够对靶向疗法产生耐药。在实体瘤中，不但包括癌细胞，还包括成纤维细胞、内皮细胞、肿瘤浸润免疫细胞等多种复杂成分。复杂的肿瘤微环境可通过分泌因子和细胞外基质调控细胞的可塑性，从而导致药物耐药性的发生。

虽然靶向疗法的问世给癌症治疗带来了很大的鼓舞，但癌细胞同样发展出相应的"逃脱绝技"。除了已被深入研究的基因突变以外，近来的研究发现细胞可塑性是癌细胞逃脱的重要原因。这种"逃脱方法"与癌细胞的可塑性相关。肿瘤细胞犹如一颗"种子"，其生长离不开沃土，即肿瘤微环境。成纤维细胞是肿瘤微环境中数量最丰富的固有间质细胞成分，因此中医很早就认识到癌症"质硬如石"，故称癌症为"岩"。然而，肿瘤细胞实际上并不硬，"质硬"是由肿瘤微环境中的成纤维细胞激活分泌的胶原所致。这项研究结果为通过靶向微环境逆转肿瘤耐药的治疗提供了新靶点，或许对未来的癌症研究有重要价值。

以上是西医对耐药机制的最新研究，但仅仅是寻找到抗耐药的一个新靶点，如果研制成功一个抗耐药的新药，那么在使用一段时间后，会不会也产生耐药性呢？这是西医研究中的怪圈。而作为临床医生，在如何指导患者合理应用中药和西药抗癌，如何使两者合理结合来预防耐药上，我认为应采取务实的态度。

我的具体实施方案为，治疗高恶性度癌症如肺小细胞癌、低分化胃癌、低分化卵巢癌，可先做两三次化疗，然后改用中药大剂量无毒抗癌疗法控制癌症，如果病情稳定就一直用中药控制，直到癌症病灶有所发展，再做一次化疗，接着再继续服中药，如此交替进行。而治疗前列腺癌所用内分泌药、肺腺癌所用靶向药，也是与我的中医无毒大剂量抗癌法交替进行，也就是说不按西医程序化治疗出牌，不按西医应用靶向药和内分泌药的常规方法，即一用到底，直到出现耐药，才停药、换药。而我则在靶向药、内分泌药取得较好效果但耐药还没出现时，就主动让患者停用靶向药、内分泌药，而我的中药同时也会做出调整。如果患者在用化疗、靶向药、内分泌药时，我的中药会采取七分补三分攻的配药原则，而停用西药后，则采用七分攻三分补的配药原则。这样，由于西药采用间歇用药方式，有可能克服耐药，或者推迟了耐药的时间。而我的患者只要按我的方案及时停用西药，然后坚持中医无毒大剂量抗癌疗法，最后都能获得较好的效果，也有的患者竟一直用我的中药，没有再用西药，可是他们的手里还有一张牌，一旦癌症出现新情况，还可再用这张牌，因此他们不惧怕癌症。

第十七讲 克服耐药，才能与癌症长期周旋

如何克服药物的耐药性一直是医学上棘手的难题。西医凭借庞大的研究体系和科研力量，不断开发新的抗癌药，并推向临床。然而新的抗癌化疗药、靶向药、内分泌调节药尽管不断被研制出来，可是到了临床，同样是短期有效，远期无效，因为癌细胞很快通过基因变异等机制产生抗药性。所以整体来说，西医的抗癌治疗与几十年前相比，并没有因为新的药物不断推出，而使临床效果有较大提高，主要原因是不可克服的耐药问题。

靶向药目前成为西医研发的一个热点，并且被广泛用于临床，然而据我观察，大多数靶向药价格不菲，但效果不理想且副作用大。作为我建立的无毒抗癌治疗体系，第一个认可有显效且副作用相对小的是治疗非小细胞肺癌的易瑞沙，这是第一代靶向药，也称吉非替尼。在临床上，我看到过靶向药适应证的肺癌患者，即使出现脑转移、肝转移，在服用易瑞沙后，也可出现暂时消退。但多数患者在服用一年左右出现耐药。阿法替尼为肺癌的第二代靶向药，作用靶点更加广泛，但它的副作用较大。9291 称为奥希替尼，它是非小细胞肺癌的第三代靶向药，价格昂贵，但目前已进入医保。然而所有的靶向药在用一段时间后都会出现耐药。当靶向药失效后，患者不得不选择化疗，结果导致癌症患者最终的

治疗失败。

在临床上如何克服靶向药的耐药？作为中医，我采用与西医大夫不同的方案，我通常建议患者间歇用靶向药。当靶向药用3个月取得明显效果时，我会建议患者主动停用靶向药，在间歇期，我采用无毒大剂量中药对癌症进行极限施压，争取间歇期能尽量延长，如果到了3个月，癌症病灶没有明显反跳和复发迹象，可继续延长间歇期直至出现癌症发展的征兆再使用靶向药，因为无毒抗癌的中药对人体没有毒副作用，反而能促进人体的免疫力，当然抗癌的中药也会产生耐药，但由于我一般3～4周会为癌症患者调一次方，根据患者体质变化，除调整辨证论治的中药外，我也会轮换使用抗癌中药，以防耐药。

乳腺癌与人体内的雌激素、孕激素密切相关。术后病理报告中 ER/PR 阳性患者，适合内分泌治疗。他莫昔芬适合年纪轻的乳腺癌患者使用，能有效降低乳腺癌复发率和死亡率，且价格便宜，但它的副作用较多，容易造成子宫内膜增厚、息肉、卵巢囊肿、月经紊乱、眼底病变等问题。而依西美坦适合绝经后乳腺癌患者服用，副作用为骨骼钙质流失、关节肌肉疼痛、高血压、血脂异常、性欲降低等。内分泌治疗是通过抑制雌激素来预防乳腺癌的复发，西医要求患者服用5～10年，但为了减轻内分泌药的副作用，在我的患者中，只要同时服用我的中药，我会让患者隔天服用内分泌药，而有的患者则完全停用内分泌药。一直坚持服我的中药的患者，至今还没有看到复发的病例。

前列腺癌被认为是雄激素依赖性肿瘤，因此切除睾丸去势手术曾经是西医对晚期前列腺癌的标准治疗。对男性而言，90%～95%的睾酮由睾丸产生，其余5%～10%的睾酮由肾上腺产生。因此去势手术对肾上腺来源的睾酮没有作用，而对患者往往产生潜在的精神创伤，因此目前多用内分泌治疗取代传统的去势手术。前列腺癌的内分泌治疗药，一类是去势的药物，即黄体生成素释放激素类似物，代表药为诺雷得、亮丙瑞林和达菲林；另一类药物是阻断雄激素与受体结合，代表药为福至尔和康士得。

西医中有创造思维的人才都集中在研究领域，通过动物实验研究出新药物和治疗方案，确立后便模式化、公式化、形式化地在临床上严格推行。西医的临床大夫不大需要创造思维，但需要严谨，因为只要严格贯彻执行通过实验研究拟定好的模式化治疗程序，就是一位好大夫。例如大多数癌症患者在术后都要进行6次化疗；乳腺癌患者如果 ER/PR 阳性，要服 5～10 年的他莫昔芬或依西美坦；前列腺癌患者如需用内分泌药，要连用 9 个月；而高血压患者、糖尿病患者则要终身服药。然而西医模式化、公式化的用药和治疗是否合理？对疾病的治疗是否有效？长期应用对人体的健康是否有益？这些问题其实都值得我们进一步研究。

中医与西医完全相反，中医治病是个体化治疗，通过望、闻、问、切，发现患者病情变化，再通过辨证论治，不断调整药方。因此高水平的中医必须具有创造思维，因人、因时、因地进行变化，审视考量，对症下药。当然浅薄的中医也有，仅凭一个所谓的家传或有效方子，然后一成不变、公式化、长时间地为患者使用一个药方，这种类似西医模式化治疗的医学行为，在中医被看作是下工或庸医的行为。我依据自己多年的临床体验，对如何用无毒抗癌中药与西药合理、巧妙地配合以克服耐药，帮助患者长期与癌症周旋曾做过许多尝试和探索。

杨伯伯是我的亲戚，一位离休老干部，一位慈祥可亲的长辈。

15年前，在杨伯伯82岁的时候，他不幸患了前列腺癌。当时西医提出的手术方案，至少要切除睾丸，接下来再做化疗。他的女儿是个孝女，四处向中医求助，希望用保守治疗免除手术。她在上海找了几家大医院的中医科主任，一致的意见是至少要做睾丸切除手术，然后再进行中西医结合治疗。最后她电话打到北京，我给予的建议是既然以中医治疗为主，那么最好什么手术都不做。

采用我的建议是需要下决心的，尽管我们是亲戚，但能完全相信我，应该说也是一种缘分。最后的决定是杨伯伯自己做出的，他决定放弃手术，用我开的中药治疗他的癌症。每隔两周，他的女儿会从上海打来电话，用上海话告诉我杨伯伯服药的情况，我则为他调药开方，同时间歇服用内分泌药，这样的治疗持续了5年之久，虽然肿瘤最后完全消失，但PSA也曾有几次升高，于是采用了中药与内分泌药交替、间歇、互补的治疗，最终完全治愈了他的前列腺癌。在过了5年生存期后，杨伯伯还经常打电话讨中药吃，他说喝我的中药如同喝咖啡一样，喝后感到精神抖擞，在小区散步，杨伯伯红光满面的样子，邻居们都会刮目相看，因为整个上海没有动过手术而治愈的癌症患者十分罕见。杨伯伯后来成为上海徐汇区的长寿老人。

我的一些患者有时会对中医产生误解，认为是药三分毒，他们不肯长期服中药，结果导致癌症反复发作。其实中医和西医大不相同，西药是化学品，因此多有副作用，不宜长期服用。而中医则不同，中药多为天然之品，许多中药是食物，而我又是无毒抗癌。我的许多患者几年如一日服用中药，3个月至半年检查肝肾功能、血象、生化全项，很少出现异常。因为我的中药虽有抗癌之品，但很少用以毒攻毒的抗癌中药，除非患者的癌症属低分化高恶性度癌症。此外，我的中药是攻补结合，扶正祛邪，每个药方中，都有一部分中药是补五脏，提高全身免疫力的，同时具有抗衰老作用。所以我的许多老年癌症患者，最后不仅癌症治愈，而且还能长寿。杨伯伯便是其中一个，他只是近几年不怎么吃中药，因为摔伤了鼻子，影响了呼吸和吞咽，不再方便服中药，不然他是可以成为百岁老人的。

杨伯伯活到 97 岁仙逝，他的前列腺癌实际上已完全治愈，晚年的杨伯伯没有大病，他是健康快乐的。我看到他时，他总是笑眯眯的，露出慈祥的目光。他不仅自己是快乐的，享受着天伦之乐，而且他还把快乐带给周围的人。他不是病死，而是老死，因此走的时候，他没有痛苦，甚至是快乐的。他每年会随亲属一起到浙西大峡谷避暑，那里山清水秀，空气清新。2018 年 7 月 30 日他又一次来到大峡谷，第一天他精神饱满，心情舒畅。第二天吃饭时，他还带着几分快乐，并且依然笑眯眯地面对大家。吃罢饭，他坐在轮椅上像往常那样打瞌睡，平时半个小时会醒，而这一次却没有再醒来，并且永远地睡去了。他享年 97 岁，患前列腺癌后又活了 15 年，他没有做手术，一直服用中药，同时间歇服用内分泌药，这是中医无毒抗癌和间歇合理用内分泌药的一个成功病例。

因此对于晚期癌症患者，对于单纯用中医无毒大剂量抗癌疗法控制不住的高恶性度癌症，应该务实地合理结合化疗、靶向药、内分泌药，克服耐药，与癌症长期周旋。

耐药是医学中普遍存在的问题，更是癌症领域中最棘手的问题，这常常使许多医生无奈地看着治疗失败的癌症患者走向死亡，西医虽然对癌症治疗的耐药也有研究，但却远不能在临床上应用，而且未来的效果不明。

其实不仅西医有耐药问题，中医也有耐药问题，只是中药特异性不强，又由于每次的药方有所变化，药味多而杂，因此耐药问题表现得不明显。记得 10 年前，我治疗一位患胰腺癌肝转移的老妇人，她每次由女儿陪伴着来，当时全身无力，面黄肌瘦。自从吃我的中药后，便感觉一天天好起来，先是黄疸慢慢退去，进食逐渐增加，气力开始大起来，体重也有所增加，按照她女儿的话说，简直像吃了神药一般。我暗暗得意，以为我可以用中药完全治愈这个患者，谁知事与愿违，不到半年，患者的病情出现反复，过去的症状逐渐再现，乏力、食欲减退、黄疸先后又出现。患者要求用过去的药方，我便不断找出过去用过的有效中药方，原方一味不变地抄给她吃，可是依然不灵，只能看着她的病情一步步恶化，最后走了。

为此，我曾反复思考中药治疗这个病例失败的原因，最后归结为耐药。长期不变地用几味或十多味抗癌中药，也会产生耐药。中医治病与西医治病有很大不同，西医以不变应万变，治疗方案一旦确定，便按既定方针一成不变地贯彻到底。中医则时时要变，因人、因时、因地而变。中医的上工、大家、名家因为掌握中医中药到了炉火纯青的地步，到了随心所欲、挥洒自如的境界，因此会灵活多变地用中药应对疾病的各种变化。

因为发现中药也存在耐药问题，这些年来我治疗癌症的药方较先前变化更多了。我不仅要因人、因时、因地，根据患者病情、体质、五脏阴阳的变化，而辨证论治加减药物，同时我会轮番使用抗癌的中药，把常用的二十几味无毒或低毒的抗癌中草药分成两三组，轮番使用，以此克服中药的耐药性。这样的改进，使我治疗癌症的疗效又提高了一大步。

第十八讲　患癌症老人用化疗要慎之又慎

一般来说，老年人患肿瘤的发病率比较高，但是发展趋势、发展进程却比较缓慢，老年人的新陈代谢比较慢，使得癌细胞的代谢也相对较慢。因此，老年人的癌症多为低恶性度癌症，对化疗不敏感，用后反而伤害身体，故老人用化疗要慎之又慎。

我提出对老年癌症患者、晚期癌症患者要"与癌磨，不与癌搏"的对策，其实意在用无毒抗癌的各种手段与癌症磨，不用有毒的抗癌治疗与癌症搏。军事上常说，打击敌人，保护自己。即与敌人长期周旋，同时尽量保护自己。我在临床上有时会碰到一些晚期癌症患者，已经经受了二三十次化疗，西医还在为他们安排化疗，真是可怜他们。很难想象这些患者需要有多坚强的意志才能经受化疗一次又一次对身体的打击呀！西医"生命不息，化疗不止"的治疗思想，代表了从20世纪沿用至今的传统疗法，用治疗高恶性度癌症的化疗广泛治疗低恶性度癌症，在中医看来应属误治。对老年癌症患者，对低恶性度癌症患者，对晚期癌症患者，我都建议患者要当机立断放弃所有的有毒抗癌治疗，用我提倡的大剂量中医无毒抗癌治疗或西医的其他无毒抗癌治疗与癌症磨，用缓攻的方法与癌症周旋，即使不能彻底消灭癌症，也可与癌症长期共存。

十几年前，我结识了一位从事酿酒工业的老人，一位 80 多岁的总工。令我格外刮目相看的是，他还有一个特殊身份。在上海解放时，他与当时的国家领导人一起接管上海一家大型食品厂，而那时他是一把手，这为他披上了一层神秘的色彩。记得那时我随母亲和一些食品界的专家，南下考察一家企业，其中也有这位元老随行。

元老没有丝毫的架子，待人和蔼可亲，他与我攀谈起来，知道我是中医，于是向我咨询。谈到他的肺最近有个阴影，怀疑为癌症，问我怎么治？我说老年人的癌症，发展很慢，可以喝中药控制，也有可能慢慢会化掉，不用手术。他很相信我，于是让我开了一个中药方。回到北京，他果真抓了中药，并且认真地煎熬和服用。他后来打电话给我，说活检证实为肺泡癌。我对他说这种癌症恶性度不高，于是为他调整了药方，增加了抗癌的中药，嘱咐他一天 1 剂，一日三煎，只要坚持服用，半年后肿瘤即使消不掉，也会缩小。

1 个月后，他又打来电话，说服我的中药感觉很好，他很有信心一直喝下去。可他的弟弟是天津一家三甲医院的院长，向他发出警告，说患了癌症只喝中药是危险的，即便肿瘤缩小也是危险的，因为你的身上埋了一颗定时炸弹，因此建议马上手术。元老是一位大人物，他的弟弟又是一位医学界老前辈，可是他居然还会打电话征求我的意见，可见他对我的尊重和相信，然而那时我毕竟是个小人物，他的治疗方案都是由上层制订的，我怎敢妄言呢？

元老住进北京医院，做了手术，据说切了一叶肺。术后，他认为自己身上的那颗定时炸弹已被排除，他没有打电话给我，而是天真地认为他的癌症已经完全治好。他把自己当作一个健康人，不顾年迈，经常外出考察，参加各种会议。直到半年后，他在外地一次学术会议上讲课时突然晕倒，他被送到当地的一家医院，检查中发现肺上又冒出两个肿瘤，癌症复发了。

元老回到北京后，第一件事就是给我打电话，我被邀到他家，为他诊脉。我开好药方，对他说，你的手术白做了，原来是一个，现在变成了两个，还不如当初吃我的中药，一直吃到底。我说出了在他手术前不敢说的话。他多少有些后悔地说，我应该手术后就找你开中药吃的，我太掉以轻心了！

又过了两周，他请我调方，这时他住进了北京医院。我是晚上去的，他住在高干病房的一个套间，我看到他吃了两周的中药后，面色逐步红润，精神也较前有了很大改观，他问我下一步该如何治疗，我依然是先前的那句话，用中药慢慢磨吧！他叹了口气，对我说，他的老部下，当时的国家领导人，为他安排了一位院士会诊，这位院士是一位化疗专家，出了一个剂量颇大的化疗方案。北京医院的医生看后，暗中吃惊，不敢相信这是开给一位八旬老人的化疗剂量，但元老毕竟是住在北京医院，主管医生还是减了剂量，正在说服他接受化疗。

老人看着我，希望我能提出一个折中的治疗方案，可我还是劝他用中药慢慢磨。于是他深深叹了一口气说，如果只吃中药，不做化疗，医院会让我马上出院。我看了看元老为难的面色，知道作为一个晚期癌症老人，他是舍不得这里的医疗条件，舍不得北京医院高干病房的套间。于是我妥协了，为他出了一个主意。那就做一次化疗，让医生把剂量调得最低，然后我给他开一剂扶正的中药方。他露出微笑，同意了我的方案。

　　1个月后，我再次被邀为元老会诊，记得也是晚上开车去的。我第二次走进北京医院高干病房的套间，一进门，元老高兴地对我说，你的药很管用，化疗做完了，居然没有反应。我坐下来，为他诊脉，准备开方。他又问我下一步该怎样治疗，我说用中药抗癌，反正你已经做了一次化疗，你就可以住下去了。可是他的夫人在旁边说，医生讲要做6次化疗。我立刻愕然了，本想表示反对，可突然有了自知之明。我不过是一个普通的中医，怎能在这里班门弄斧，元老的治疗方案是院士制订的。想到这里，我只是留下了一个扶正的中药方，然后默默地走了。

　　几个月后，我终于接到了元老从家中打来的电话，我听到他一边咳嗽，一边有气无力地对我说，6次化疗都做完了，情况不好，请你再给我看一次。我到他家后，看到他无力地躺在床上，面色苍白，比先前瘦了许多。他握着我的手说，当初我真该听你的话，坚持吃你的中药呀，我错失了好几次机会。现在6次化疗倒是做完了，可是肿瘤非但没消，反而全面爆发，双肺都长满了。说着，他咳嗽了许久，最后吐出一口血痰。我为他诊了脉，开了一个中药方，我知道这是为他开的最后一张中药方了。

　　1个月后，我到八宝山参加他的遗体告别，在哀乐声中，我看着他的遗容，眼泪涌了出来，因为我心里清楚，他的癌症本是低恶性度癌症，对化疗根本不敏感，化疗杀不死他的癌细胞，反而摧毁了他的免疫系统，于是癌症反而大爆发，全面复发。他不该与癌症搏，应该与癌症磨的。而我的中医无毒大剂量抗癌法正好适合治疗他的低恶性度癌症，他是不该走得这样早的呀！这是一个失败的病例，一个悲哀的故事。

　　在我治疗的癌症患者中，真正听信于我并且接受中医无毒大剂量抗癌法的往往是经济条件相对较差的人，因为中医的治疗成本比西医低很多，而且他们的脑子里没有西医的框框，不大会对我的治疗产生怀疑，不会左一个问题，右一个问题问个不停，而是不折不扣按我的治疗执行，喝中药喝得很到位。所以我治好最多的是经济条件相对较差的人，而那些经济条件较好的人都更相信昂贵、先进的西医，用中医不过是作为辅助治疗，我很难说服他们完全接受我的中医无毒大剂量抗癌法。记得有一个活了很多年的癌症患者向我谈体会和经验，他说之所以现在还能活着，就是没有太听西医的话，西医说做 6 次化疗，他只做了 3 次，而周围那些老老实实听西医话，做过 6 次或更多次化疗的患者都已走了，但他却还活着。说到这里他表现出得意扬扬的样子，但我细细一想，或许也有三分道理。元老不就是因为太听西医的话，让他做 6 次化疗，他就真的像完成任务那样做 6 次化疗，如果他是个不听话的患者，改为一心一意吃我的中药，或许完全是另外的结果。因此，我只能告诫大家，如果你是一位患癌症的老人，一位患低恶性度癌症的人，或者是一位晚期癌症患者，如果西医为你安排化疗，一定要慎之又慎。

第十九讲 癌症患者过了5年是安全了吗

西医喜欢用5年生存率来评价癌症的疗效，如果患者经过手术、放疗、化疗，生存期超过5年，便被认为是成功的病例。而我认定癌症治疗成功的唯一标准是存活，而且要治愈。临床上统计，80%的复发病例出现在前3年，90%的病例出现在前5年，但仍有10%的患者出现在5年后。西医有时会用"临床治愈"来评估5年后仍生存的癌症患者，建议可以停止治疗。而我认为，如果提出癌症患者过了5年就平安无事，则是一种误导，这也使得我的一些患者，不听劝导，自行停服中药，最后自食苦果。

我的邻居比我大几岁，我和他在楼下偶然相遇时，才知他患肺癌，手术、化疗已经1年多了，正在为化疗带来的副作用而苦不堪言。我建议他放弃化疗，改用中药控制。虽然他对中医抗癌心存疑虑，但他还是接受了我的中药治疗，可是他每3个月要到西医医院进行复查，在复查的前一夜，他都会失眠，害怕，担心复发的病灶会进一步增大，可结果总是相反，他的病灶在逐渐缩小，这使他后来完全相信了我的中医无毒抗癌法。他连续服了4年的中药，在最后一年，他肺上的病灶在CT片中完全消失，这使他受到鼓舞，以为他的癌症完全治愈，结果轻信西医，一过5年，便自行停服中药。然而根据我的临床经验，在病灶完全消失后还要连续服抗癌中药两年，如果做过化疗，则至少要连续服 3 年。然而我的邻居一过 5 年生存期，他便从我的门诊消失，直到 8 个月后他又突然出现，可此时他的癌症已全面爆发。癌症到了晚期，发展如滚雪球般迅猛，而这个时候对我来说，也回天乏术了。他不得不全面倒向西医，采用姑息疗法，走完生命余下的路。

　　另一位患者，虽然我帮他治愈了膀胱癌，可是他后来又患了肝癌，本来是早期的，如果连续服用无毒大剂量抗癌中药是可以把癌症消灭在萌芽中的。可惜他忽视了，没有连续服药，只是断续服中药，结果姑息养奸，癌症逐渐长大，然后又爆发式增长。他战胜了第一种癌症，却败给了第二种癌症，实属可惜。分析原因，他对早期癌症疏忽治疗，没有持之以恒地服中药。我不得不指出，对于西医的化疗、靶向药、内分泌药，为了预防耐药，我主张间歇用药。而中医汤药的耐药问题，由于采用了轮换使用抗癌中药，一般不会耐药，但中医抗癌属于缓攻法，不能间歇用药，必须持续用药才能达到应有的效果。为了让大家能够记住这个教训，我愿详细介绍这个病例。

　　安某是我的老患者，第一次见到他，在 10 年前，他拿了一本我以前出版的《中医成功治疗肿瘤一百例》到门诊找我。他患的是膀胱癌，电切后又做了 10 余次化疗灌注，但这些治疗没能控制住他的癌症，复发的肿瘤填满了膀胱。我诊脉后对他说，目前单纯用中药很难控制住他的癌症，因为做过化疗的癌症具有很强的耐药性。我建议他先做两个疗程的超声刀，但费用需 3 万元。他说没有钱，我说就是借钱也要做超声刀，先把命保住，留得青山在，不怕没柴烧，钱将来还可以挣。安某听了我的话，向他姐姐借了 3 万元，做了两个疗程的超声刀，使复发的膀胱癌消退。接着他在我的医院住了半年，做了几个疗程的中药抗癌治疗，使他的膀胱癌完全消退。

他每 3 个月到我的医院开药、复查，每次膀胱的 B 超检查都正常。他开始骑自行车来看病，1 年后他骑着摩托车来取药，第 3 年他开着汽车来看病。后来他买了一条船，同时开始做股票，显然他挣到了钱。他庆幸当初听了我的话，借钱做了超声刀，使他的命保住，然后他挣到了更多的钱。可是膀胱的反复检查都正常，又使他多少有些放松，他认为余下的生命都是捡来的，他要尽情享受人生。他曾拿给我一本书看，是国外的一位肿瘤专家提出晒太阳具有防癌抗癌的作用，于是他开始着迷于钓鱼，开着车在全国各地游走，最后还在海边买了一条船。他不大专注吃中药了，他到我诊所的次数也日益减少，开始一个月见一次，以后两三个月见一次，每次看到他的皮肤晒得黝黑，透着健康的色泽，我为他感到高兴。安某是个 70 余岁的老汉，为人正直，好打抱不平，他从小习武，也练气功，我想中药尽管未能坚持喝，但晒太阳、练气功也属无毒抗癌，特别是他还有一个好心态。每次到我的诊室，他总是滔滔不绝，向我的患者讲述着他抗癌成功的故事，他的话语感染着我的其他患者，也激发了他们抗癌的信心。

然而再后来，便很少见到安某，直到有一天，他又出现在我的诊室，这次不是为了膀胱，而是为了肝。他长年有"小三阳"，是乙肝病毒携带者。他的一项肝癌肿瘤标志物 AFP 突然增高，我让他做了 B 超，好在肝上还未出现占位病变，我为他开了 3 周的中药，嘱咐他一定要连续服中药，因为早期的癌症其实很好治，不用做手术、放化疗，但必须坚持每天服中药。可是安某笑了笑，表现出不屑的态度，他想自己的膀胱曾长满了肿瘤都已被治愈，肝的一个指标高算得了什么。

　　安某再次来到我的诊室是两个月之后，这次他是拿着手提计算机来的，他一面看病，一面看着计算机上股票的 K 线。他兴奋地对我说，股票大涨，现在至少赚了几十万。我则冷静地说，小心股市暴跌，还是见好就收吧！谁知他又是习惯地一笑，不屑地说，没事！现在是牛市！然而 1 周后，股市果然出现了断崖式暴跌，我当时很担心安某没有从股市逃出。果不其然，安某再来时，他有些沮丧，抱着手提计算机。他见了我说，上次听你的就好了，我的股票全套在里面了。他依然一面看病，一面看着计算机上股市的 K 线，他说只希望翻本就行。可是我觉得这很难，因为整个大盘在持续下滑，要遇到翻本的机会恐怕还要等上几年。此时，我更加关心的是他的身体，于是又让他做了一次 B 超，结果发现肝上面冒出一个直径 1cm 的占位病灶，这显然是早期肝癌。他问我应如何治疗，我说现在最好的治疗是用超声刀，一个疗程就够，然后长期服用中药，但必须每天服，不能三天打鱼，两天晒网。可是他的钱刚刚在股市亏掉，舍不得拿出 1.5 万元做超声刀治疗，又不能按时持续服我的中药，结果他错过了治疗肝癌的最佳时机。几个月后，他的肝癌呈爆发式增长，肝中一下冒出多个结节，其中最大的结节直径超过了 6cm。这时安某已经喝不下中药，虽然他后来又去做了 3 个疗程的超声刀，但此时已晚，因为杀灭癌细胞的速度赶不上增长的癌细胞，晚期癌症患者的癌细胞是疯狂的，往往呈滚雪球式增长，人类医学目前还无法应对。

　　我讲述以上两个病例是要告诫大家，癌症不可怕，是可控可治愈的，但要科学、合理地进行中西医结合，抓住一些关键点，抓住有可能治愈癌症的最佳时机。同时也要认识到癌症既然被称为绝症、顽症，一定有其难治的特点，癌症是一种慢性病，很难去根，所以要持之以恒地选择不伤害自己又能控制癌症的疗法，交替、间歇、轮番运用，与癌症进行长期周旋，即与癌磨，不与癌搏，至少与癌症长期共存，即带瘤生存，当然也不要错过彻底治疗癌症的机会，争取治愈癌症。

癌症是慢性病，又是一种极为复杂的疾病，癌症与其他疾病有很大不同，它不是外来的致病源导致疾病的发生，而是由人体自己正常细胞转变为癌细胞，从这一点上说，癌症的治疗很难，特别是很难去根。只有少数癌症可以在体内完全消退，大部分的癌症患者都只能是带瘤生存。许多癌症在经过系统治疗后，尽管在影像学检查上已经看不到癌症的病灶，但我们并不能轻易宣布癌症已被治愈。因为癌症绝不是那样容易治愈的，如果我们在纸上用圆珠笔随便点一个小点，这个小点无论是在 CT 还是核磁上都是很难被发现和确定的，可是这一点足有一百万个癌细胞，因此癌症是很容易潜伏下来的。

为此，对于癌症的治疗是长期的，需要持之以恒，特别是用中药抗癌，疗效需日积月累，当患者体内尚有癌症病灶时，在相当长一段时间，体内的抗癌自然力量和中药的抗癌作用与癌症的生长处于一种相持状态，处于相对平衡的均势，如果我们松一下，癌症就会长一点。因此中药必须连续服用，不能断断续续服，而且一定要喝到位，一天煎三次，一天喝三遍，持之以恒，否则平衡就会打破，癌症就会冒出来。

第二十讲　自然饮食能给癌症患者带来转机吗

　　自然饮食抗癌属于无毒抗癌，应当成为整个无毒抗癌治疗体系的一部分。在美国癌症患者中最广为人知的是"生机饮食法"，其实就是一种自然饮食疗法。当一些晚期癌症患者，因为不堪忍受化学治疗带来的痛苦，同时也看不到这些治疗的希望时，就会转而投向自然饮食疗法的怀抱，而其中一些患者居然起死回生，这使得自然饮食疗法一直在国内外民间长期传播。简单来说，自然饮食方法就是完全不吃加工食物，改吃全食物，即完整而自然的食物，以全谷类、蔬菜、水果和各种豆类、干果、坚果种子为饮食基础，少油少盐，少用调料。有些人吃鱼，有些人完全素食。

　　由于许多癌症患者长期食用"三高"饮食，而癌症正是长期不健康饮食带给现代人的惩罚。因此，健康的自然饮食立刻给他们带来意想不到的效果，这种生活方式的改变也给他们体内的新陈代谢带来了翻天覆地的变化，结果体内的毒素不断被排出，这或许同时激发了体内抗癌的自愈力，有的患者竟然出现了癌症的自然消退。

　　生机饮食疗法的先导者是一位来自东欧的美国人威格摩尔博士，她创造了一套"以麦草汁当药，以新鲜芽菜及蔬果当食物"的生活方式，除了医治了自己的重病，使她起死回生外，后来她还用这种方法救活了许多濒临死亡的患者。

　　威格摩尔博士最初的发现，源于读了《圣经》的一段话，书上说：有个患病的国王听从上天的指示，到野外像牛一样采集青草来吃，终于复原。于是她便相信青草具有保健功能。她收集了各式各样的种子来试种，终于发现最理想的是小麦的幼苗。她开始榨小麦草汁给一些重症患者试饮，教他们生食新鲜蔬果，结果许多癌症、麻风患者恢复了健康。

　　瑞士人布格尔多年来倡导生食，并撰写了《生食疗法》一书。他26岁患了癌症，在改变了饮食习惯后，靠生食法摆脱了癌症病魔的阴影。在日常生活中，可用作生食的蔬菜有胡萝卜、白萝卜、西红柿、黄瓜、白菜心、生姜、生菜等。在吃生菜时，可以加少量的盐、味精、糖、醋、酱油、香油等调一下味，这样更加好吃可口。

　　对于蔬菜水果，许多患者担心种植过程中使用化肥、农药、植物生长激素等，这种担心不是没有道理的。为此，有些患者往往租几亩地自己种植，不用化肥、农药和各种植物激素，这样生产的是有机绿色粮食、蔬菜和水果。然而租地种植绿色农产品，只能是少数人的行为，旱涝不保收，对大多数人并不适用。为此我推荐家庭种植芽苗菜，向自己和家庭提供健康绿色的防癌抗癌食物。

　　芽苗菜是各种谷类、豆类、树类的种子培育出可以食用的"芽菜"，均属"活体蔬菜"，具有天然的防癌抗癌作用。主要的品种有荞麦芽苗菜、苜蓿芽苗菜、黑豆芽苗菜、葵花籽芽苗菜、萝卜芽苗菜、蚕豆芽苗菜等。芽菜是一种可在温室环境下栽培的新鲜蔬菜，种子在盘中发芽，不需要土壤或其他介质，只要给予

合适的温 / 湿度加上阳光，数天后，就形成幼嫩的茎或芽，一般7 ～ 10 天即可食用。

现在西方营养学家也建议，预防癌症要选择植物性食物，提倡每天吃 400 ～ 800g 水果蔬菜，其中新鲜绿叶蔬菜、胡萝卜、土豆和柑橘类水果预防癌症效果最强。营养学家还建议，每天吃600 ～ 800g 各种谷类、豆类、植物类根茎，加工越少的食物越好，少吃精制粮。全麦面粉、糙米保留了天然成分及各种营养素，其中最重要的是保留了高纤维素。高纤维饮食能减少致癌物在肠内的存留及吸收，防止便秘，有利于预防肠癌、乳腺癌和胰腺癌。

意大利科学家经过 13 年的研究表明，多吃全谷物食品可预防多种癌症。多吃全谷物食品不仅可以降低消化系统癌症，如胃癌、结肠癌、直肠癌、肝癌、胰腺癌和胆囊癌，而且可以降低其他大多数癌症的发病率。

我们经常说的全谷类食品指的是谷物在制作的过程中，保留了胚芽、麸皮、胚乳三个比较关键的部位。说得更直白一点，就是保留了食物的一层有营养价值的表皮。经常食用全谷类食品可以有效降低结肠癌发生，而且富含的淀粉可有效抑制肠胃细胞癌变，所以全谷类食物能有效预防癌症的发生。

美国谷物协会和美国食品和药物管理局认为，全谷物主要包括大麦、荞麦、碾碎的干小麦、玉米（包括爆米花）、小米、藜麦、稻米、黑麦、燕麦、高粱、小黑麦等。

小麦麸俗称"麸子"，是面粉精加工的副产品，通常作为家畜的饲料，而人类将高纤维的麸子从自己的食物中移除，实际上也把自己的健康带走了，人类的癌症、糖尿病、高血压发病率就此上升。小麦麸对很多致癌物有很强的吸附作用，如胆汁酸在肠内细菌的作用下会转变成致癌和促癌的物质，而小麦麸能使胆汁酸排泄量明显减少，从而预防结肠癌的发生，而燕麦麸和玉米麸没有这种作用。

大部分的蔬菜水果都可以帮助身体愈合，像一些草药、水果和蔬菜在修复身体的同时，还具有抑制癌细胞扩散和生长的作用。其中包括绿叶蔬菜、十字花科蔬菜（如花椰菜、卷心菜等）、海洋蔬菜、水果、大蒜、生姜、姜黄和绿茶等。

为此，我常向癌症患者推荐一个可防癌抗癌的天然饮料，即三份苹果、四份胡萝卜、一份紫甘蓝或卷心菜，尤其适合大便困难者饮用。但要求患者榨完汁马上喝，因为超过 20 分钟再喝，抗癌活性会大幅下降。

食用高纤维全谷食物和饮用大量的蔬菜、水果鲜汁是自然饮食的核心内容，其实也被一种古老的葛森疗法推荐。葛森疗法起源于 20 世纪 20 年代，最早开始于 1928 年，他是由德国的一位犹太人马克斯·葛森发现并创造的，以营养治疗和排毒为基础的一套疗法。虽然葛森已过世，但是他的子女依然继承和传播这一自然饮食疗法。这是现存最古老、最有效的饮食疗法之一，而且有很多的医疗资料被记录了下来，并被很多医生证实为可靠的自然疗法。

葛森疗法提倡每天摄取大量新鲜有机蔬果汁，但限盐、低脂、低蛋白饮食，主张补钾和咖啡灌肠。使人不大理解的是，葛森为了提升人体的免疫力，反而要求限制蛋白质摄入，这可能是葛森认为过量的蛋白质会在体内产生毒素。而现代的一项实验证明，当非常强的致癌物质进入体内时，癌症诱发的速率主要由营养素控制。在癌症高发的人群中，只要改变动物蛋白摄取量，就能决定癌基因的开启或关闭。每日摄取 15% 以上的动物蛋白，有可能启动癌基因的开关，而降低动物蛋白的摄取则可大幅减少癌基因的启动。葛森还提倡咖啡灌肠，这是为了刺激肠和肝脏的酵素，让肝脏分泌胆汁，透过肠壁排毒。

葛森疗法要求吃大量的植物性食物，为了能够把这些食物吃进去，采用喝压榨的有机果汁，每天几千克的果汁可以补充身体所需要的营养，食物要求是有机的，不吃任何动物性食物，不吃有食品添加剂的食物，不吃加工过的食物。如果吃水果，最佳时间是饭前 1 小时，水果属生食，吃生食后再进熟食，体内白细胞就不会增多，有利于保护人体免疫系统。

咖啡灌肠的诞生最早在第一次世界大战，首先在德国的军营里被使用，当时军营里的护士给疼痛的患者灌肠，发现它能缓解疼痛，第一次世界大战结束后就有科学家研究其中的原因。

咖啡灌肠液通过肛门可以进入降结肠，结肠有非常强的吸收咖啡中营养的能力，吸进去之后，咖啡液里的营养被带到肝脏，咖啡因会刺激肝脏分泌一种酶，同时刺激胆汁分泌，再通过胆汁把毒素排到肠道中，当我们把灌肠液排掉的时候就会把毒素排掉。

非洲有一种鸟，在旱季的时候，它的肠道会很干，这种鸟会自己使用水来灌肠。鸟会选择特定的水，然后用它的长嘴巴吸水，再伸进自己的肛门注水来灌肠，这样它就可以把肠道里的毒素排出来，对于人类来说，我们也需要，人们在观察动物的时候，也学会了灌肠。

癌症患者为什么会疼痛？咖啡灌肠为什么会缓解疼痛？后来发现很多疼痛是由毒素导致的，当我们用咖啡灌肠排毒的时候，毒素排出去，疼痛就会缓解或消失。葛森疗法治疗了很多癌症患者，有很多是非常严重的晚期癌症患者，晚期癌症患者的疼痛非常厉害，而咖啡灌肠对癌症患者安全有效。很多癌症患者积聚了很多毒素，有的人甚至一天要做 5 次咖啡灌肠，这已经不再是单纯的冲洗肠道，实际上是清洗肝脏。因为毒素往往堆积在肝脏，需要咖啡灌肠，其疗效显著，也没有副作用。

　　我在治疗晚期癌症患者时，当患者喝不进中药时，也往往采用灌肠的方法，把中药灌入肛门，不仅有抗癌作用，还有通便、排毒、止痛的作用。操作方法简易，我会让患者买一个大注射器和一个导尿管，每次灌 100mL，一天几次，在家中就可以自己操作。需要注意的是，无论是中药还是咖啡，一次不要灌太多，每次控制在 100mL，一天可多灌几次。总之，癌症到了晚期，无论是咖啡灌肠，还是中药灌肠，至少是一种延长生命、减轻痛苦的办法。

第二十一讲　克服抑郁，才能战胜癌症

　　国外对"癌症性格"做过研究，认为他们喜欢抑制自己烦恼、绝望、悲痛的情绪，害怕竞争，逃避现实，喜欢用保守、姑息的方法处理问题。他们习惯控制自己，不让任何负性情绪表现出来，但这种人表面逆来顺受，内心深处却怨天尤人、苦苦挣扎，因此内心必然形成"心结"，精神长期受到折磨就会使人体的免疫功能受到抑制，最终导致癌的发生。

　　一项最近公布的研究成果表明，严重的情绪压力会让乳腺癌风险增长 3 倍。一项百位乳腺癌患者的调查表明，其中 1/2 的人在过去 5 年内都经受了生活中意外的打击，如失去亲人等。情绪压抑或心情不畅，会严重损坏消化系统、内分泌系统和免疫系统的功能和作用，导致体内产生大量的毒素。因此仅仅应用放化疗让患者摆脱癌症是远远不够的，因为不能解决癌症背后那些没有解决的情绪伤痛。

　　癌症患者的心理实际上大部分是不健康的，他们在确诊前心理处于长期的失衡状态，在确诊后心理更加脆弱，如果告诉患者病情，他们中有些人立刻会出现精神崩溃；如果不告诉患者病情，他们会猜疑，并且长期处于焦虑和悲观之中；只有少数坚强的患者能够坦然面对。有关医学调查表明，癌症患者中约有 66% 患抑郁症，10% 患神经衰弱症，8% 患强迫症。据统计，因为精神崩溃从而导致 1/4 的癌症患者治疗后转移复发。

癌症患者中有 66% 患抑郁症，这个问题不容忽视，也就是说 2/3 的癌症患者患有抑郁症。作为肿瘤科医生，需格外关注癌症患者的抑郁症。事实上，不仅仅是癌症患者，被称为现代人心病的抑郁症，发病率越来越高，全球约有 3.5 亿抑郁症患者。尽管抑郁症与遗传有关，但也可称得上是一种时代病，与现代社会的快节奏及压力有关。世界卫生组织研究显示，全球抑郁症的患病率约 11%，我国抑郁症发病率约 6.1%。

科学家曾对人脑活动进行研究，发现患抑郁症的人通常大脑活动过度，致使脑力衰竭，神志、心理呈现严重障碍。一般来说，智商低的人不会患抑郁症，没心没肺的人不会得抑郁症，而过于精明、喜欢思考者易患抑郁症。因此抑郁症患者多为高智商者，智商高、压力大，更容易使他们追求完满。从性格特点上分析，抑郁症患者绝大多数都是那些苛求完美，爱跟自己较劲的人。所以患者在日常生活中，要及时调整自己的心态，用平常心来处理自己的事业和生活。

抑郁症和人的性格关系密切。通常两类人容易患抑郁症：一是自卑、自责、多愁善感的人；另一类是过于追求完美的人，这类人凡事认真，追求完美，自尊心极强，对自己要求近似苛刻，不允许自己出半点差错。历史上，一些名人如牛顿、达尔文、林肯、丘吉尔等，还有很多作家像三毛、弗吉尼亚、伍尔夫等都曾被抑郁症困扰。随着现代社会竞争不断升级，抑郁症发病率也不断攀升，尤其是高知、白领、文艺界人士及企业高管一族，由于承受的竞争压力和精神压力大，所以在这些人群中，抑郁症发病率最高。

恐惧症是抑郁症的一种表现形式，患者会对某些处境有强烈恐惧，恐惧程度与实际危险不相称，并且有回避行为。虽然本人知道害怕是过分、不合理或不必要的，但自己却无法控制。恐惧症在癌症患者中十分常见，而恐癌症更是他们的常态。中医学认为，恐与肾关系密切，以虚证居多，所以治疗多从补肾开始。我在临床上治疗癌症时，通常会加入温肾疏肝的中药。中医怎样认识抑郁症？如何治疗心理疾病？除了传统的中药和针灸治疗，也要有心理治疗。俗话说，"心病还须心药治""治病先治心"，这是历代中医大家的垂训。

对于抑郁症，最简单和最有效的方法，其实就是转移他们的注意力，如果患者曾经有过兴趣爱好，就要设法让患者忘记癌症，然后将他们的注意力引向他们最想做的事情中，如果患者真的能把自己全部注意力和精力投入到一件有意义的事情上，或许战胜癌症的奇迹会发生。

为了提高患者的信心，我常常向他们讲述一些患者抗癌成功的例子，鼓励他们一面服中药与癌症磨，接受无毒无伤害的抗癌治疗，另一面量力而行地做自己最愿意、最喜欢做的事情，如果文笔好的话，可以写一本自己想写的书，将注意力从癌症带来的恐惧和痛苦中转移出去。

例如我喜欢向患者讲述我国某围棋泰斗的故事。在他36岁，正当自己事业处于巅峰时身患胃癌，手术后，他问医生自己还能活多久？当得知他还有1年多的时间后，便决定用这段时间写一本书，这就是后来获得"茅盾文学奖"的《超越自我：我的黑白世界》。他写这本书，可谓用了全部心血和精力，本以为写完这本书，他就寿终正寝了，可是到医院检查下来，他的胃癌已获得痊愈。他后来解释著书的原因时说："如果不是生病，我不会想到写书，如果哪天没了，我这一段生命，也算做了些事情。"然而面对癌症的潇洒心态，使他因祸得福，大大延长了他的生命，虽然几十年后，他又因胰腺癌而病逝，但他毕竟多活了 32 年。

一位医生建议，设法转移患者对疾病的注意力是开导癌症患者很好的办法。首先转移患者对肿瘤的注意力，让他们忘掉自己是肿瘤患者，同时培养患者的兴趣，最好让他们为自己设立一个目标，让他们的注意力集中在一个感兴趣的地方，有助于肿瘤的康复。

上海的何裕民医生在他的著作《从心治癌》中列举了一个例子。我国某微雕专家在 10 多年前因生意场上的反复挫折，不注意健康饮食，以及自我过分较真的性格和暴躁的脾气等综合因素作用下患了晚期肠癌。姑息手术后不久腹腔广泛转移，疼痛剧烈，苦不堪言，医院当时判断他活不过 2 个月。于是疼痛难忍的他，开始实施自杀计划，就出门去购买一种叫"毒鼠强"的老鼠药。他知道有个老头总在胡同口卖老鼠药。可是也巧了，也许他命本不该绝，那天碰巧卖老鼠药的老头不在，百无聊赖的他乘一辆三轮车四处乱转，最后碰到了四处找他的老婆，结果只好同乘一辆三轮车回家。回到家中，他终于想明白了，他自语道："癌症不是我招来的，我不能自杀！我先活够两个月，如果不死，再继续活下去！"然而此时的他疼痛剧烈，情绪焦躁，他用拳头砸墙，希望能分散注意力，减轻疼痛，但效果不佳。于是他老婆提议，你喜欢雕刻，为何不用这个办法转移注意力呢？他感到他婆言之有理，因为微雕时必须高度集中注意力，一连几小时一动不动。那时他还是微雕爱好者，便尝试着刻自己最喜欢的《滕王阁序》，几小时下来，竟浑然不觉疼痛。

几天后，他便宣布要微刻《红楼梦》，每日刻十几个小时，几乎到了废寝忘食的地步，他可在每平方厘米中刻 900 个字，在每块寿山石中刻几千字，他不借助任何放大镜，刻时全凭自己的感觉，所以精神必须高度集中，当他将《红楼梦》最后一个字刻在石头上时，已历时 30 个月之多，他活过的天数已超过医生"死刑判决"的 15 倍，这时他才想起到医院检查，结果癌症竟然完全消退。这或许是一个罕见的奇迹，但足以证明，精神作用在癌症的康复中具有无穷的力量。他患癌症是因为个性和心理上出了问题，而他的康复同样源于自强不息的精神和毅力。

为此，对每个癌症患者，特别是晚期癌症患者，我要为他们指一条路，放弃所有会伤害自己的治疗，以保证自己的生活质量，因为能够在生命的最后一段路活得有尊严和有意义十分重要。但寻找一种有效且不伤害身体的治疗也很重要，这样可以长时间与癌症磨，与癌症周旋，与此同时为自己设立一个目标，做一件自己有兴趣有意义的事情，然后将自己的大部分时间和精力投入其中，或许他们的未来也会出现意想不到的奇迹。

第二十二讲　心理疏导只为让患者有个好心态

　　癌症发病的成因和疾病的进展与心理因素密切相关。记得30年前，我跟随京城一名治癌老中医学习，发现他用药很轻，重在调气。患者服完他的药，会感到病灶处略微胀痛，继而出现矢气、打嗝等症状。患者如果坚持服药，有的肿瘤会渐渐消掉。我很惊讶，曾问当时已86岁高龄的老中医，癌症究竟是怎么得的呢？

　　老中医的回答简单而朴素，他说："癌症的起因往往是生了一口气，这气便郁在身体的某处，郁久了就会气滞血瘀，再与湿、热、毒相结成积聚。"中医对肿瘤的认识就是这样简单，所以那位老中医在治疗上自始至终都用理气之法，并叮嘱患者一定要避免生气，特别是不要生闷气！

　　在现实生活中，癌症患者很多有精神创伤史，如丧偶、丧子，长期精神压力，精神纠结、抑郁、焦虑、悲观失望，精神打击，或冤屈长期不得伸张。

　　在我多年的临床观察中，发现癌症患者多为好心人。所以我常说："好人易患癌症。"那是因为好人多正直，看到不合理不公正的现象，常常会挺身而出，结果受到官僚的报复、小人的暗算，在这种恶劣的精神夹击下，他们又最容易往心里去，从而形成"心结"。还有很多人，处处为别人着想，遇到挫折困难或小人的诬陷、诽谤，总是一个人"扛"，一个人承受着，久而久之，也会形成"心结"。而"心结"便是身体内滋生癌的土壤。

既然癌症与心理关系如此密切，那么医生和家人面对癌症患者应该如何进行心理应对呢？我依据自己几十年与癌症患者的思想交流和精神疏导，以及自己与家中癌症患者的心理沟通所获得的经验，同时结合研究国际上各种心理学的流派，将自己对癌症患者的心理应对方法和心得体会介绍给医生、护士、患者家属，甚至也可将其中的内容直接介绍给患者。

家属在得知患者确诊为癌症后，是先瞒住病情还是立即告诉本人？我倾向于前者，尤其对于性格懦弱、胆子较小的患者。因为确有一部分癌症患者会被癌症吓死，他们接到癌症诊断书，就如同接到死亡判决书一样感到害怕。曾报道有一位处长，到医院领取单位体检报告时发现 AFP 指标高，便问护士，他在得知是肝癌的诊断指标后，犹如晴天霹雳，精神立刻崩溃。但几天后，医院发现化验单搞错了，通知患者时被告知这位处长已被吓死。

在我的临床上，有些患者是一瞒到底的，甚至当患者的癌症治好了，仍然不知病情。但我并不主张对所有的患者都一瞒到底，因为如果一直瞒下去，有的患者会不配合治疗。"我既然没有病，为何要天天喝中药？"到了此时，我认为可略微透露一些病情，只是要打些折扣，例如将胃癌说成是胃溃疡，恶性肿瘤说成是良性肿瘤，晚期癌症说成是早期癌症，这样逐步把病情告诉患者，使患者在心理上接受实情有个过程。当然同时要配合精神上的支持和鼓励，例如要向患者反复讲解"癌症不等于死亡"，列举一些成功的案例，使患者对治疗有信心，对生存抱有希望，患者也就会配合治疗。

　　还有些患者是自己独自来就诊的，或虽有家人陪伴，因为疏忽大意被患者知道了病情。这时我们只能面对现实。作为医生，应当体谅患者所受到的精神打击是可想而知的，无论多么坚强的人，哪怕患者本人是医生，对癌症的诊断都不会无动于衷，而悲观、心重的人会出现严重的精神沮丧。患者的第一感觉是"我离死不远了！"患者的第二感觉是"我怎么这么倒霉啊？我的命好苦啊！"

　　有的患者会在就诊时失声大哭。我年轻的时候，遇到这样的患者常常感到束手无策，而现在的我，已是一位有经验的老中医。我的应对是，开始先不劝阻，让患者尽情发泄心中的悲痛。因为患者倾诉，愿意把积压心头的负性情感宣泄出来，有利于后续的心理治疗。当患者哭声渐停，情绪稍稳，我会开始对患者进行面对面的心理疏导，我会告诉他们随着工业和经济的发展，癌症的发病率越来越高，癌症已不是罕见的疑难病，而是常见的慢性病，我家中的亲人就有多位癌症患者，他们经过治疗，现在都健康地活着。

　　我这样劝说便拉近了与患者间的距离，同时也增强了患者的信心。目前医学界对癌症的治疗依然还是以手术、放疗、化疗为主，许多患者有"恐癌"心理，与其说是对癌症的恐惧，倒不如说是对上述治疗所带来痛苦的惧怕。这时候，我会向他们介绍我的无毒抗癌治疗。这种治疗不会给患者带来伤害，生活质量不受影响，即使肿瘤不能完全消掉，也能长期带瘤生存。我抗癌的理念是：癌症是一种慢性病，所以要与癌磨，不与癌搏。要像正常人一样生活，既来之，则安之，坚持服中药，改变生活中的不良习惯，调整好心态，与癌症做长期不懈的斗争，相信自己一定能战胜癌症。

美国加州心脏数理研究院的科学家们指出，在心中感受到爱、感恩与感谢，能够提升患者的免疫系统，增加身体活力，降低压力荷尔蒙水准、高血压、焦虑、罪恶感及倦怠，而且可以改善糖尿病患者体内葡萄糖的调节机制，爱的感觉还能让心跳的韵律更和谐。他们的研究指出，心脏的磁场比大脑磁场强五千倍，而且范围可从身体延伸出去好几米远。

美国的科学家特别提到："中国古人认为心是思维器官，所以把思想的器官、感情等都归为心，故有'心之官则思，思则得之，不思则不得也'。"而中医学认为，心主血脉，也主神志。现在西医也认识到，心脏的功能绝不仅仅只是输送血液的一个泵。心态与心脏关系密切，而超级心态与超然生活，使我们有个好心情，从而影响心脏，使其分泌几种荷尔蒙，可以启动我们人体的自愈机制。

2008 年 3 月 17 日，美国南佛罗里达大学健康科学研究中心首席科学家卫斯理教授向全世界宣布：心脏可以分泌救人的荷尔蒙，它不仅可以杀死体内的癌细胞，而且对其他绝症也有极好的治疗作用。

早在 2005 年 3 月，卫斯理和他的同事开始从事这项研究，他们将从人体心脏分泌物中提取的四种荷尔蒙，全部注入实验室培养的人体胰腺癌细胞中，发现癌细胞的增长速度明显减慢。他们又将这四种荷尔蒙分别作用于胰腺癌细胞，发现单独使用效果更好，其中一种名叫缩氨酸荷尔蒙，也叫血管舒张因子的心脏分泌物，可以在 24 小时内杀死 95％的胰腺癌细胞。最难能可贵的是，那仅剩的 5％的癌细胞，其 DNA 的合成速度也受到影响，停止分裂。这就意味着，心脏分泌的荷尔蒙能起到完全控制人体癌细胞的作用。

在此后长达 10 个月的时间里，卫斯理的实验小组几乎对所有恶性肿瘤细胞，包括前列腺肿瘤、卵巢肿瘤和大肠肿瘤等都进行了反复的荷尔蒙灭癌细胞实验。最后他们得出了如下结论：

心脏分泌的荷尔蒙，通过直接杀死癌细胞和抑制癌细胞 DNA 合成发挥效力，而不是加速癌细胞的自我崩解。并且这四种缩氨酸荷尔蒙还有助于降低人体血压，提高排泄人体内过量水和盐分的能力。这意味着它们不仅对治疗癌症有效，对缓解冠心病的症状和肾衰竭都有疗效。

卫斯理向我们讲述了他朋友的故事：他的朋友韦德和安妮，一个患有冠心病，一个患有乳腺癌，医生预计他们都只有 3 个月的生命，于是他们选择放弃一切治疗。2003 年 4 月，当他们的生命进入 1 个月的倒计时，他们只剩下最后一个心愿，那就是周游世界。此时金钱对他们已没有任何意义，两人将四万英镑慷慨地交给了旅行社，只向旅行社提出了这样一个要求：因为不知道哪一站是人生的终点，旅行社不得限制他们的旅行时间，直到他们中的一个离开人世，旅行合同才自行终止。旅行社通过调查，了解得知他们确已时日不多，生命的时间可能不足 1 个月，而四万英镑足以支付两个人以最豪华的标准周游世界的费用，于是欣然签下了这样一份特殊的旅行协议。2003 年 5 月 7 日，他们从英国出发，乘坐豪华邮轮到世界各地旅行。

韦德夫妇在旅行过程中，两人当时只贪恋旅途中的美景，忘记了自己的疾病。他们在北冰洋的冰川，极地不落的太阳中，尽情体验生命的美好和世界的奇妙，只想让这一刻长久再长久，不知不觉就活过了医生预言的最后期限。后来在夏威夷的海边度假时，他们都感觉自己身体的种种不适似乎都不见了，而且精力越来越充沛。此后两人干脆不把自己当患者，他们只把自己当成是世界上最幸运最划算的游客，因为1年后他们在旅行中的费用，已远远超过了出发前交的四万英镑，而只要他们不提出终止旅行，旅行社就不得不继续为他们按最高规格提供环球服务。

直到2004年11月7日，此时他们已绕地球一周，重新回到英国伦敦的韦德夫妇才主动提出了终止合约，旅行社如释重负。而这时，距离他们出发的2003年5月，时间已过去了整整1年半。

回到家乡的韦德夫妇，迫不及待地去伦敦皇家医院做全面身体检查，随后，他们被告知发生了奇迹：两人竟双双摆脱了绝症的威胁！他们当天晚上就将这个天大的好消息告诉了所有的亲人和朋友。

这个故事告诉我们，坏的心态和坏的心情能诱发癌症，并且使癌症进一步发展；而好的心态和好的心情能使我们逆转癌症，战胜癌症。所以对于每一个癌症患者来说，有个好心态和保持好心情，或许比治疗更重要。而作为一个医生，对患者的心理疏导，归根结底也只不过是让患者有个好心情和好心态。

第二十三讲　腹式呼吸与气功都能帮到你

　　呼吸是人类最重要的生命活动之一，人类每分每秒都在进行呼吸，但每个人却未必呼吸得正确。婴儿出生时的呼吸运动称之为"胎息"，这是最本能的腹式呼吸，这种呼吸功能是天生的，如同婴儿一出生就具有吮吸功能一样。如果人一辈子都延续腹式呼吸，那么人的健康状况或许比现在要好得多，人的寿命应该在百年之上，接近《黄帝内经》所说的天年之数（120岁），即"尽终其天年，度百岁乃去"。可惜的是，小孩子在站起来学会走路后，就丧失了腹式呼吸的功能，而代之以胸式呼吸，并且延续一生，这不仅使我们的身体变得多病，也使我们的寿命大打折扣。

　　西医学研究表明，全肺约由3亿个肺泡组成，肺泡是行使呼吸功能的最基本单位。但胸式呼吸时，只有肺上半部的肺泡在工作，而占全肺4/5的中下肺叶的大部分肺泡却在"休息"。如果我们只习惯于胸式呼吸，中下肺叶就会长期失用而老化，于是肺组织弹性变差，呼吸功能减弱，机体抵抗力下降，易患各种呼吸道的疾病。

　　腹式呼吸可使中下肺叶的肺泡在换气中充分应用，从而使肺组织保持良好弹性，预防肺的纤维化。腹式呼吸可使机体获得充足的氧，满足大脑对氧的需求，使人精力充沛。腹式呼吸对胃肠有很好的调节作用，能促进胃肠道的蠕动，有利于消化，可预防便秘。中医学认为，腹部是人体多个重要经脉循行汇聚之处，是营卫气血的发源地。人体五脏六腑、四肢百骸的营养，均靠胃所受纳的水谷精微得以供养。腹式呼吸时，随着腹肌的起伏，加强了气血的运行，促使了经脉的畅通，使人体松静自如，这时是经气运行的最佳状态，对人体的身心健康十分有益。

我提倡癌症患者首先练习用腹式呼吸，并逐渐用腹式呼吸替代胸式呼吸，这不仅能增加呼吸量，更重要的是能提高人体免疫力，促进人体的自愈力，因此对癌症患者十分有益，特别是肺癌患者。练习方法其实很简单，就是当患者处在相对静止状态时，如躺在床上，或坐在沙发上，或坐在汽车上，或闲坐在椅子上，都可以有意识地用腹式呼吸，这样不断地反复，不断地强化。

要用腹式呼吸取代胸式呼吸，首先要在意念中强化腹式呼吸的意识，在大脑中建立腹式呼吸的兴奋灶，逐渐使自己的被动腹式呼吸变为自主的腹式呼吸，并且逐渐习惯自己不由自主地进行腹式呼吸。如果有一天，你的亲人在你睡觉时发现，你甚至在做梦或者熟睡的时候都是用腹式呼吸，那么你就练到家了。而如果你是一位癌症患者，那么你自身的抗癌潜力就会自然地被调动起来，包括免疫力和自愈力。

我国古代称之为吐纳而后世称之为气功的练习要领也是调息，而调息便是把人类习惯的胸式呼吸调成腹式呼吸。起源于印度的瑜伽十分提倡腹式呼吸，并有多种练习方法。正常的胸式呼吸一次可吸入 500mL 空气，而腹式呼吸一次可吸入 1000～1500mL 空气。

气功十分适合癌症患者练习，如郭林气功在癌症患者中十分流行，但我不大赞成癌症患者练习郭林气功，因为它属于动功，运动量过大，尤其不适合虚弱的晚期癌症患者练习。因此我建议癌症患者最好练习静功。

气功的一大要点是调息，即将自己的呼吸调成腹式呼吸，但气功的腹式呼吸力度相对柔和，气功的基础是人体的经络。经络是我国古代最伟大的发现之一。经络是经脉和络脉的总称，在人体有纵贯的通道、主干称为经脉。在经脉上有一些分支脉络，在分支脉络上又有更细小的分支脉络，古人称之为络脉。与此同时，古人在经络上进一步发现有数百个穴位，即经络上的特殊敏感部位，也是经络的交汇之处。

经络客观存在于人体，其无形的功能是明显的，但它的结构形态则是模糊的、原始的。我认为，经络系统是一种原始生物的传导通道。从整个生物演化史来看，经络是生物出现神经系统之前的原始传导系统，在那个古老的年代，地球是低氧的，因此对氧气依赖较小的经络在植物和低等动物中可能是作为一种主要的传导系统存在，但与氧气依赖高的神经系统相比，经络不过是人体的一个退化和辅助的传导系统。

生物具有很强的遗传性，这不仅使生物能够传宗接代，而且还能在不断进化的生物中找到返祖的痕迹，这在胚胎发育的全过程中表现得淋漓尽致。因此人体中存在着两套传导系统，即经络系统和神经系统。神经系统显然是人体的主要传导系统，而经络作为生物的原始传导系统也遗留在人体，经络一般在人体只是起辅助传导的作用，在五脏六腑与筋骨皮肉之间起着微妙的协调作用。经络通常处在相对抑制状态，仅在特定条件下，例如通过针灸或气功锻炼，经络有可能被激活，从而达到治病养生的目的。

气功修炼到一定程度可出现胎息或体呼吸，晋代葛洪在《抱朴子》中描述："胎息能不以口鼻嘘吸，如在胞胎中，其道成矣。"苏东坡在《苏沈良方》中记述了他的练功感受是"一息自住，不出不入，或觉此息从毛窍中云蒸雾散"。这都是通过调息，使身体处在低氧状态，从而激活了经络系统。

在这讲，我向大家介绍一种简单易学的静功。这个气功分两步：第一步，使自己的丹田产生真气。首先，调身和调息，要求身体先自然平躺，或者仰卧在床上，两眼和口自然闭合，放松全身；要自然轻松地腹式呼吸。这属于调身。其次调心，即意守丹田，这时心要静下来，舌头抵住上颚，闭目注视关元穴处，想象小腹内一团火焰在徐徐燃烧。想象的火焰要逐渐清晰，一团火栩栩如生。注视和想象50分钟后，搓手搓脸，收功。如果是夜晚，也可自然入睡。如果半夜醒来，或失眠，也可顺势做这个静功，使自己的真气日积月累，不断充足。丹田内真气充足后，就可升级进入第二步，引领真气，抗击癌症。先意守丹田，当感觉火焰燃烧起来时，就以意领气，想象着一团燃烧的火焰被引到癌症病灶处，气至病所，用真气冲击病灶，想象着自己的真气之火正在烧灼癌细胞，或者想象自己的免疫细胞正在攻击癌细胞。这种想象有可能弄假成真。当然气功只是作为辅助疗法，练功期间不要中断其他治疗，气功也不是几天能练成的，一般需3～6个月。

气功中还有食气辟谷，这是模仿龟、蛇、鹤等动物的功能，这与胎息或体呼吸一样，不过是再现了无脊椎动物用消化道呼吸和两栖动物用皮肤呼吸的功能。有些瑜伽术士被活埋在地下，崂山道士冬天在山穴中静坐而不食，不过是再现了动物冬眠的本能。在这种状态下，神经系统相对受到抑制，经络系统则被激发而成为身体主导的传导系统，以维持最低的生命代谢。

胎息又称"脐呼吸""丹田呼吸"。道家功中有很多应用呼吸锻炼的功法，其中最重要的是胎息法。丹田呼吸有别于一般的口鼻呼吸，它要求意守丹田，呼吸皆行于丹田，这是腹式呼吸。《摄生三要》说，胎息时气"出从脐出，入从脐灭，调得极细"，如在胞胎中一般。所以胎息要求呼吸柔长细缓，若有若无，经过长年气沉丹田修持之后，就会使我们的身体自然形成了柔长细缓的腹式呼吸。

气功的功法有成千上万种，但只要我们理解了气功的本质，我们自己也能创造气功新的功法。那么什么是气功的本质呢？我以为就是通过放松、入静、调息等方法，诱导自己的身心进入一种特殊的状态，我们可称之为气功状态，而这种状态使我们达到养生疗病的目的。如果癌症患者始终处在气功状态中，癌症就有可能发生自然消退。

那么什么是气功状态呢？我们知道人体的生理可出现不同的状态，例如应激反应时，人的生理可进入一种特别的状态，将各种潜能发挥到极致。如运动员在激烈比赛时超水平发挥。西医学认为，应激反应指机体突然受到强烈刺激时，肾上腺皮质等激素分泌迅速增加，从而引起全身一系列反应，如心率增加、血压升高、情绪高涨以抵抗外界的强烈刺激。此时身体的神经系统处于高度兴奋状态。

那么气功状态应该是与应激反应导致的紧张状态完全相反的。当我们应用各种和谐的方法，例如聆听愉悦的音乐或置身在山清水秀的自然环境中，然后通过各种放松的姿态，应用慢而深的腹式呼吸，像竹节那样一节一节吸满，然后一节一节呼出，这样就可使自己逐渐进入松弛、安静的气功状态。此时身体中的经络系统被激活而处于活跃状态，神经系统则处于相对安稳的抑制状态。

如果我们理解了气功，理解了我们的经络系统，那么我们就可以随时随地调节自己的身心。例如当我们旅行时坐在飞机、火车、汽车上，当我们排队等候时，当我们悠闲地坐在沙发上看电视或者欣赏音乐时，当我们念佛读经时，甚至深夜躺在床上而不能入眠时，我们均可通过调整呼吸，使自己进入气功状态，而对于癌症患者来说，如果长时间处在气功状态，那么癌症有可能逐渐缩小，以至于完全消失。所以无论是腹式呼吸，还是气功都能帮到癌症患者，因为这也是无毒抗癌的一部分。

第二十四讲　让无毒抗癌救治更多的患者

　　尽管无毒抗癌治疗目前还处在非主流地位，还在不断探索和完善中，但无毒抗癌疗法在治疗诸多低恶性度癌症的疗效和安全性上明显超过有毒抗癌治疗，这应该成为未来人类抗癌的发展方向。

　　用缓攻的方法而不是强攻的方法治疗人类绝大部分的低恶性度癌症，应该是人类抗癌总战略的调整方向，同时也应该是人类抗癌研究的方向，可惜西医在这方面至今还是空白，或者说还没有人去好好研究，但中医却找到了相应的治疗方法，并且在临床上不断应用、摸索、完善、整理和提高。

　　长期以来，如果癌症患者一开始选择中医治疗，西医会告诫患者：这样做会把你的病耽误了。我认为这话也有几分道理，因为传统的中医如果只是调理，只是扶正，只是辨证施治，是有可能贻误病情的，使患者失去最佳抗癌治疗的时机。所以中医要在抗癌领域中占据一席之地，不能仅遵守传统的老方法，必须要创新，要辨证与辨病相结合，要突出抗癌的作用，而且抗癌的力量要足量到位。如果治疗的是低恶性度癌症，我不主张用"以毒攻毒"之药，而是主张应用中医无毒大剂量抗癌法。

　　我认为，中医和西医各有利弊，各有所长，不能把两者对立起来，中西医结合应该是互补的。我们应该务实，也就是说哪种治疗方法有效就用哪种。在临床上，我虽是中医，但我始终把患者的利益放在第一位，帮助患者选择最佳的治疗。如果患者患的是高恶性度癌症，例如急性白血病、鼻咽癌、肺小细胞癌，我都会建议患者首选西医的放化疗，而中医仅仅是配合的辅助治疗。如果患者患的是低恶性度癌症，例如甲状腺癌、乳腺癌、结肠癌、前列腺癌等，早期的可以单纯用无毒大剂量抗癌中药，但病灶较大时，我也会建议患者先行手术，但术后不用化疗，而是长期服用大剂量无毒抗癌中药。

　　西医在全世界有庞大的医学体系，但从癌症治疗来说，只有5%的高恶性度癌症适合西医治疗，占95%的低恶性度癌症不适合西医的放化疗，如果强行用，只能起相反的作用，因为低恶性度的癌症杀不死，反而增加了癌细胞的耐药性，同时对人体的免疫力或者中医所说的元气造成伤害。我的中医无毒大剂量抗癌疗法适合治疗人类95%的低恶性度癌症，同时适合治疗数量更为庞大的癌前病变群体。然而对于一位老中医来说，我接待的患者十分有限，那么如何使我的中医无毒抗癌法让更多患者受益呢？唯一的办法就是研发相关的中成药，使其产业化，生产无毒防癌、抗癌的中药产品，才能让广大的癌症患者受益。

　　近年来，我研发了一种新型高浓缩中药剂型。与传统的丸散膏丹、胶囊、口服液等剂型相比，所含中药的浓度高出几倍，可大大提高中成药的疗效，接近中医临床上用汤剂的疗效。在此基础上，我研发了中药无毒防癌浓缩丸和中药无毒抗癌浓缩丸。由于需要长期服药，为了预防耐药，无论是防癌丸还是抗癌丸，均分 A 丸和 B 丸，交替使用。

　　防癌丸主要用于数量远高于癌症患者的癌前病变群体。例如子宫颈的不典型增生、胃的萎缩性胃炎伴肠化生和不典型增生及胃息肉、肺的磨玻璃样结节都属于癌前病变，西医常建议手术。如果患者不选择手术，西医一般就没有治疗，只能是观察。然而交替服用中药无毒防癌丸 A 丸和 B 丸 3 ～ 6 个月，就有可能阻止癌症的发生。

　　中药无毒抗癌浓缩丸适合治疗低恶性度癌症，患者可长期服用。其核心药物是经过特殊炮制的祛毒红豆杉浓缩粉。红豆杉是全世界公认的抗癌植物，西医曾经称为里程碑式的第三代化疗药紫杉醇就是从红豆杉中提取的。紫杉醇虽然抗癌作用显著，但毒副作用很大，不仅会出现较严重的骨髓抑制和消化道反应，而且一个疗程下来，头发几乎全部脱掉。目前市场上的中成药红豆杉制剂和红豆杉饮片都是有毒的，而我采用的无毒红豆杉浓缩粉，是经过几个月的特殊炮制祛毒，其毒性几乎降至可忽略不计，而抗癌作用经动物实验证实比化疗药紫杉醇反而高。在临床上，我亲自观察几十个晚期癌症患者应用祛毒红豆杉浓缩粉，没有出现骨髓抑制及肝、肾、消化道等毒副作用，且抗癌效果超过目前所有抗癌中成药。而我本人也服用过半年，未出现任何不适和毒副作用，因此炮制过的祛毒红豆杉属于无毒抗癌中药。

　　中药无毒抗癌浓缩丸也分 A 丸和 B 丸，配方很简单，即中药无毒防癌丸 A 丸和 B 丸原方，加上祛毒红豆杉浓缩粉。其抗癌作用会大大增加，可用于早期低恶性度癌症，大多数老年癌症患者，而且这些患者的瘤体较大时，可在术后交替用中药无毒抗癌丸 A 丸和 B 丸，取代目前的化疗，因为几乎没有毒副作用，故可长期服用，从而获得理想的抗癌远期效果。

癌症发病率在全球不断升高，而无毒抗癌产品与低恶性度癌症的治疗目前在医学上还是空白，无毒抗癌高浓缩丸一旦产业化，其医学价值不可估量，但由于红豆杉祛毒过程需要 4 个月，产量有限。

然而目前在国内开发中药产品，最大的难点不是资金，而是中成药的审批。我国用审批化学药品的模式来审批中成药。中药与化学药品相比特异性不强，作用往往是广谱的，例如防癌丸和抗癌丸，并不只对一种癌前病变和一种癌症有作用，而是对几十种癌前病变和几十种癌症均有作用，这是化学药品不具备的。正是中药的这种特点，才能对千差万别的癌前病变和占 95% 的低恶性度癌症产生治疗效果。

化学药品的特点是特异性强，针对的是特异的病，而中药的特异性不强，功效往往是广谱的、模糊的，中医针对的是证，不是病，如果说是病，也是一类病。中医是整体调整，激发人体的自愈力，从而达到治病的目的。中药的药理，尤其是复方中药的药理，与化学药品的药理完全不同，如果说中药能治病，则并不是一方治一病，而常是一方可治多种病，治一类病。只要证同，即使病不同，也会有效；而病同，证不同，效果就差。

30 年前，我在离开美国回国时，将一个抗病毒的中药配方交给美国的天然草本公司，这个称为 VS–C 的中成药在美国 FDA 是按食物补充剂备案的，生产 30 年至今，目前成为美国疫情中的热销产品。这个抗病毒、提高免疫力的中药产品，我也曾试图在国内生产，但由于对中成药的审批严格，没有成功。目前我国正在调整中成药的审批制度，例如 2019 年 10 月 26 日《中共中央　国务院关于促进中医药传承创新发展的意见》发布，专门提出促进中医药传承创新发展，改革完善中医药管理体制机制。这个文件是在疫情之前颁发的，而疫情中我们对中医的不俗表现有目共睹，使国人重新认识到中医确实是国宝。我相信国家会进一步调整和修订我国中成药的审批制度，促进中医的发展，促进中医药产业化，使中医走向世界，那么我的无毒防癌和抗癌的中药浓缩丸在未来也一定会得到国家的支持和药企的帮助，从而使中医无毒抗癌治疗得以推广，让更多癌症病人受益。

第二十五讲　肺癌的防治

　　肺癌现在已成为全球肿瘤发病率和死亡率最高的癌症。肺癌主要分非小细胞肺癌和小细胞肺癌，非小细胞肺癌约占肺癌的85%。小细胞肺癌在显微镜下所观察到的癌细胞体积确实很小，但恶性度却极高，是一种凶险的癌症，放化疗有一定作用，然而目前还没有特异的靶向药可用。非小细胞肺癌主要为腺癌、鳞癌、肺泡癌、大细胞癌等。这些癌症比小细胞肺癌恶性度低，所以我一般不建议用化疗，但如果单一用无毒大剂量抗癌中药治疗，在临床上也会遇到困难。

　　肺腺癌约占非小细胞肺癌的55%，癌细胞的恶性度分高分化、中分化、低分化，对于高中分化腺癌我可以用中医无毒大剂量抗癌疗法控制，并且有较大把握；但对低分化腺癌，由于恶性度较高且容易转移，因此常常需要配合其他治疗，好在市场上针对肺腺癌的靶向药较多。肺癌发病率虽然高，但如果中西医配合得好，治疗效果尚可。我在临床上治疗最多的是肺癌，因此积累了不少经验。

　　目前肺癌的发病率和死亡率在所有癌症中排第一，探索其中的原因，涉及诸多因素。首先人类生存的地球环境越来越恶劣，大气被污染，气体中夹杂了各种致癌物。大气和环境的污染主要来源于机动车尾气、采暖及工业燃烧废物，而我们的肺脏因为需要时时呼吸，不得不与自然界的环境相互交融，因此很容易受到空气中致癌物的侵袭。中医学认为，肺为娇脏，肺脏清虚而娇嫩，不耐邪气之侵。肺位最高，邪必先伤；外感六淫之邪自口鼻皮毛而入，多先犯肺，肺叶娇嫩，不耐寒热，易被邪侵而发病。西医学认为，人的五官连接气管和肺脏，均属中医学肺的范围，是最易寄生细菌病毒的地方，所以好发各种慢性炎症，日积月累，逐渐引发癌前病变，继而发展为肺癌。

肺脏和其他脏器相比，由于与外界相通，经常受到致癌物的侵袭，所以肺脏本来就属于易患癌症的脏器，如果我们再抽烟，则更雪上加霜。吸烟比不吸烟者肺癌发生率要高 10 ~ 20 倍。吸烟是肺癌的高危因素，烟草中的苯并芘有很强的致癌性，所以吸烟实际上是在吸致癌物，如果每日吸烟 25 支以上，12% 的人会发生肺癌。全世界大部分国家的 90% 肺癌是吸烟引起的，吸烟开始年龄越早，肺癌发生率与死亡率越高。

吸烟是男性肺癌的主因，但近十年来发现，我国男性肺癌新发病例数从每年约 26 万增至 33 万，增幅 26.9%；女性肺癌新发病例数从每年约 12 万增加到 17 万，增幅达 38.4%，女性肺癌上升势头猛于男性，尤其是 40 岁以上的女性患肺癌的比例越来越高，占女性肺癌的 80% 左右。女性吸烟的并不多，为何也成为肺癌的"重灾区"呢？后来发现厨房油烟是女性肺癌的"隐形杀手"。

英国的一项研究报告表明，在通风系统差、燃烧效能低的炊具上做饭，会对健康造成损害，等于每天吸两包烟。这种情况每年在全球导致 160 万人死亡。调理三餐是我国大部分妇女每天的例行工作，其烹调方式多以大火快炒为主，因此在烹调过程中，妇女或多或少会吸进油烟。而研究发现，油烟中含有大量的致癌物质，成为女性患肺癌的重要原因。

职业和生活环境中接触细小的致癌物质或烟尘被认为是肺癌发病率增高的重要原因。长期接触或吸入放射性物质，长期接触煤气、含放射性金属矿，以及接触二氧化硅、无机砷、石棉、铬、镍等，均可使肺癌发病率增高。

肺癌的发病率占所有肿瘤的首位，其5年生存率不足15%。文献报道，细菌性肺炎、肺结核或炎症性肺疾病患者发生肺癌的风险明显增加，提示肺癌的发病与肺部慢性炎症有关。人类中15%～20%的肿瘤与病毒感染有关，最近发现人的支气管肺泡癌与寄生在南非羊肺上的病毒相关联。由于肺为娇脏，最易被外邪入侵而致感染，中医的外邪包括西医的细菌、病毒、支原体、真菌等，如果是急性感染可引起急性肺炎。但肺部感染大多数的情况表现为慢性肺炎，而长期的慢性肺炎可导致肺的毛玻璃状结节，这是肺的癌前病变。

一项研究表明，目前人类肺结节病的发病率高达31.2%，其中有4.2%被确定为肺癌。在我的临床中发现，如果肺结节直径超过8mm，或者说超过0.8cm，有可能是早期的肺癌，而西医针对肺结节直径小于8mm的患者，往往没有治疗，只是观察；当肺结节直径超过8mm后，西医把其作为手术的指标，此时患者可选择接受手术。在术后的患者标本中，确实发现有一部分含有癌细胞，虽然可确定为早期癌症，但切除病灶并不等于根治，因为肺结节往往不是单个，而是多个，没有被切除的结节仍然会成为发展为肺癌的隐患。

　　人类肺结节病发病率目前高达 30% 以上，而且易发人群年龄一般在 50 岁以上，特别是吸烟者、有肺癌家族史者，以及肺部有长期慢性炎症者，这是数量庞大的癌前病变人群。可惜西医治疗除了手术，几乎没有别的特异治疗。而我认为治疗癌前病变是防治肺癌的最佳时机，如果用我的中药无毒抗癌防癌症疗法，一般连续服药半年，就可阻断肺的癌前病变向肺癌转化。即使早期肺癌，也完全可以用我的大剂量中医无毒抗癌防癌疗法控制或治愈，只是服药需更长时间。然而对于数量庞大的癌前病变肺结节病，不是我一个人通过汤药所能应付的，但如果开发中药防癌浓缩丸，并得到国家的支持，一旦产业化，便可用于这一人群，从而大大降低我国肺癌的发病率。因为在癌前病变期进行中药介入，应该是阻断癌症的最佳黄金时期。但愿新型冠状病毒肺炎疫情之后，依据中医在抗疫中的突出表现，国家可简化中药产品的审批手续，使我的中药防癌浓缩丸早日问世，为国人健康服务，从而降低我国肺癌的发病率。

　　西医目前治疗肺癌的主要手段仍是手术、放疗、化疗，近年来发展迅速的靶向药也显示出较好的疗效，但西医的治疗常常只表现出短期的疗效，然后出现共同的弊病，那就是耐药，这使得治疗最终失败，所以肺癌的 5 年生存率目前不足 15%。中医治疗在西医看来只是一种扶正治疗，类似于西医的免疫治疗，所以被看作是辅助治疗。

　　然而我的中医无毒大剂量抗癌法与一般中医疗法不同，是一种抗癌不伤身，同时又可发挥自身免疫力抗癌的自然疗法。对于治疗非小细胞肺癌效果明显，无论是肺腺癌，还是肺鳞癌，如果恶性度不高，属于高分化或中分化癌症，癌症的直径小于 3cm，持续服大剂量无毒抗癌中药，癌症的病灶有可能逐渐缩小直至完全消失。然而癌症患者被确诊时，大多处于中晚期癌症，不仅癌症的体积大，而且许多患者已经发生癌症转移。这时要配合其他治疗，也就是实施合理、有效、互补的中西医结合治疗。

　　一般来说，如果是肺鳞癌，体积较大，我会建议首选手术将病灶切除。在术前一般先服用大剂量无毒抗癌中药 2 ~ 3 周，使癌症的活性变得相对静止，这样可减少癌症在术中转移，术后则不做化疗，而是长期服大剂量无毒抗癌中药，这样的治疗同样有可能最终治愈癌症。

　　对于低分化肺腺癌或中分化肺腺癌进入晚期，这时可能已出现骨转移、脑转移、肝转移，失去了手术机会，但我依然不建议化疗，可通过基因检测，寻找合适的靶向药。一旦找到特异的靶向药，肺癌有可能会被暂时控制，但靶向药不能按西医常规的用法，一直用到耐药，然后再用第二代或第三代靶向药；当所有的靶向药都耐药后，则采用化疗，直至最后治疗全部失败。我采用的方法是间歇用靶向药，一般服 3 个月，停 3 个月。在服靶向药期间，我开七分补三分攻的中药；在不服靶向药时，我开七分攻三分补的中药，这样就能克服靶向药的耐药性，与癌症长期周旋。虽然癌症很难根治，但也能使患者长期带瘤生存。

　　小细胞肺癌是高恶性度癌症，单纯用大剂量无毒抗癌中药只能减慢癌症发展的速度，但很难使癌症消退，因此需配合西医的放化疗。采用大剂量无毒抗癌中药与西医放化疗间歇配合使用，效果明显高于单纯用西医的放化疗。西医治疗小细胞肺癌一般先进行 6 个疗程的化疗，然后再进行放疗，如果患者是早期癌症，有可能被治愈，但绝大部分患者发现时已处于癌症的三期或四期，并且出现转移。因此在进行第一轮放化疗后，往往在 3 个月至半年后出现复发，在进行第二轮化疗时，又都会出现耐药，这导致最后西医治疗的失败。

　　因此对于小细胞肺癌患者，尤其是较晚期的癌症患者，我不建议连续做 6 次化疗，把子弹一下打光。我主张先进行 3 次化疗，因为通常在第 4 次化疗时出现耐药，所以在这个阶段，我主张用大剂量无毒抗癌中药治疗癌症替代化疗。因为这时癌细胞的活跃度、生长速度相对缓和，已经适合用大剂量无毒抗癌中药控制，控制时间尽量拖长，几个月或半年以上，直到出现癌细胞再度活跃征兆时，可做 1 次化疗。之后，继续用大剂量无毒抗癌中药控制，时间越长越好，这样中西医间歇交替进行，能使患者长期带瘤生存。有一个患者经过我这样长达 8 年的治疗，最终获得治愈。

第二十六讲 大肠癌的防治

大肠癌通常指直肠癌和结肠癌，结肠癌又根据部位不同分为乙状结肠癌、升结肠癌、横结肠癌、降结肠癌和盲肠癌。大肠癌的发生与高脂肪低纤维素饮食、大肠慢性炎症、大肠腺瘤及遗传因素有关。

发达国家大肠癌的发病率高，而我国由于经济生活日益发达，大肠癌的发病率也不断攀升，这与营养过度、不良饮食习惯有关，例如经常吃羊肉串、汉堡、酸辣粉丝、麻辣烫易患大肠癌。很多人喜欢吃羊肉串，岂知羊肉串是在木炭上烧烤的，结果使羊肉串上面留有强致癌物质。早在20世纪30年代，英国科学家就从煤焦油中分离出一种叫3，4-苯并芘的化合物，经研究发现，它是一种强致癌物，如果把这种物质注入动物皮肤表层，可引起皮肤癌；注入肌肉内可引起肉瘤；如果给小鼠灌胃则可产生胃癌。苯并芘在有烟的炭火中、在烟熏食品中含量甚高，所以羊肉串实际上是致癌食物。

汉堡被许多人称为"垃圾食物"，含脂肪高，其中的顺式脂肪酸高温受热后有一部分转变为反式脂肪酸。在一个巨无霸汉堡中含有1.5g反式脂肪，而身体消化反式脂肪需要50多天的时间。汉堡中还含有丙烯酰胺化合物，也有致癌作用，因此一次性吃很多汉堡，在体内会蓄积大量的致癌物质，久食易患大肠癌。

经常吃酸辣粉丝、麻辣烫易患大肠癌，酸辣粉丝和麻辣烫对肠胃的刺激很大，而且这些食物中夹杂着有害致癌物质，如果嗜好这些饮食的人还有习惯性便秘，就会使有刺激性的致癌物长时间滞留在肠道，特别是在乙状结肠中，诱发乙状结肠癌。虽然大肠癌的高发年龄在 50 岁以上，但在我的临床上也经常看到年轻患者，患病原因应该与他们饮食的偏嗜及不良饮食习惯有关。

我国癌症发病率第一位是肺癌，第二位是乳腺癌，大肠癌占第三位，而大肠癌的死亡率占第五位，并有年轻化趋势。研究发现，20% ～ 30% 的大肠癌患者有肿瘤家族史，如果家族中有一位直系亲属患大肠癌，其他直系亲属患大肠癌的概率超过正常人群的 3 倍。研究表明，6 类人是大肠癌的高危人群，分别为有家族遗传史的人群，喜欢吃高脂高蛋白食物的人群，长期便秘便血的人群，患肠道疾病、胆囊炎等相关慢性疾病人群，长期精神抑郁的人群，长期熬夜人群。

大肠的癌前病变包括溃疡性结肠炎、肠腺瘤及大肠息肉。大肠癌前病变最主要的是腺瘤，大肠癌形成过程多先经过腺瘤期然后癌变。有研究认为，至少 85% 的大肠癌由大肠腺瘤演变而来，历时 5 年以上，平均为 10 ～ 15 年。肠癌高发区，大肠息肉和腺瘤发病率也相应较高，它们都具有癌变的可能。美国的尸检资料显示，在 22% ～ 61% 的人群中发现大肠腺瘤。韩国的一项研究显示，在结肠镜筛查中发现有 26.9% 的人有结肠腺瘤。大肠息肉的恶变率国内外的报告大体上在 10% 左右，年龄较大的成年人更应提高警惕。

如果少吃脂肪，多吃含纤维多的食物，促使粪便中的致癌物质减少或迅速排出，可降低大肠癌的发病率。大肠息肉发展成腺瘤是大肠癌重要的癌前病变，在饮食方面，吃高纤维低脂肪、低胆固醇饮食，少吃腌熏或加防腐剂处理的食物，少吃肥肉，多吃水果、蔬菜和全谷类食物，可以帮助预防大肠癌前病变和大肠癌的发生。

对于大肠癌前病变腺瘤，一旦发现，西医均主张手术切除，就如同肺癌前病变的毛玻璃状结节一样。但是大肠腺瘤都是在大肠长期慢性炎症的基础上滋生的，因此切除单个腺瘤并不能从根本上改变大肠局部区域生癌的内环境，是治标不治本的方法，因为有些患者会反复发作，并最终发展为癌症。而中医无毒抗癌法则是治本之法，在临床上，我对于大肠的癌前病变，一般让患者连续服汤药 3 ~ 6 个月，便能阻断癌症的发生。其中不乏早期癌症，则需服更长时间中药，同样可以达到治愈的效果。有的患者通过结肠镜下对单个腺瘤进行直接摘除，对多发性腺瘤则通过手术做广泛切除，但我一般还会建议患者术后至少服 3 个月无毒抗癌中药，以防止其他部位滋生腺瘤，从而预防大肠癌的发生。

西医治疗大肠癌仍以手术、化疗、放疗为主，大肠癌的治疗至今仍首推外科治疗。凡能切除的均应切除，凡经放化疗使肿瘤缩小后有可能切除的，西医就先放化疗再手术切除。放射治疗主要用于与手术结合的综合治疗，术前放疗使肿块缩小，以提高手术切除率，减少局部复发。术后对肿瘤侵犯肠壁外，有淋巴转移的，手术时盆腔内无法切除的残留病灶，均可用放疗控制复发。此外，部分骨转移者放疗能减轻疼痛，晚期大肠癌行姑息放疗，也可减轻患者痛苦。

大肠癌患者在第一次就诊时，有 1/3 ~ 1/4 属于晚期，此外尚有 50% 左右患者在诊断后的 5 年内出现复发或转移，这些病例西医显然要用化疗进行治疗，希望获得姑息疗效。由于大肠癌对化疗不大敏感，迄今无论单药化疗或联合化疗的疗效均不能令人满意。然而西医还是对大肠癌患者在术后安排常规的化疗，如果原发灶切除，没有发现转移，西医会安排 4 次化疗，如果有邻近淋巴转移，会安排 6 次化疗，如果有腹腔内的器官转移，则安排 8 次化疗。

然而大肠癌的恶性度不高，大部分为中分化，对放化疗不敏感，因此我一般反对大肠癌患者用放化疗，认为用了只能起相反的作用，因为放化疗对中分化癌症杀伤有限，或者说不能完全杀死，结果使存活的癌细胞产生严重耐药性，同时对身体产生不同程度的伤害。西医用治疗高恶性度癌症的放化疗去治疗恶性度不高的大肠癌其实很不靠谱，或者说是一种笨法，是一种"杀敌一千，自损八百"的疗法。

在临床上，我看到有的晚期大肠癌患者竟然化疗二三十次，却还咬着牙坚持做化疗，我怜悯地看着他们一步步走向死亡。我曾讲述过这样的典型病例，用本来不是很有效的化疗治疗大肠癌，并且强行或者说勉强实施 10 次甚至 20 次以上的化疗，不仅使癌细胞产生极强的耐药性，而且会使癌细胞发生变异，变成极易转移的干细胞癌症，这种癌症是很难控制的。也有患者在此时放弃化疗，接受我的无毒大剂量抗癌中药，虽有一定作用，但与未做过化疗的患者相比，效果相差甚远。因为经过长期化疗的癌细胞，此时已"刀枪不入"，变成了一块"难啃的骨头"。

对于早期的大肠癌患者，一般病灶小于 3cm，我认为是可以用无毒大剂量中药抗癌法控制和治愈的，这是建立在一些成功病例基础上提出的。例如在前文，我讲过一个病例，患者在术后出现腹腔的淋巴转移，他没有选择放化疗，而是选择我的中药，结果用无毒大剂量中药抗癌疗法使癌症完全消退，而且没有复发。另一位乙状结肠癌患者在手术并做 6 次化疗后，出现复发肺转移，在服用我开的中药几年后也获得治愈。然而在临床上，很少能碰到早期的大肠癌患者，除非在普查筛选时才能偶然遇到。因为大肠癌患者一旦出现症状，往往已是中晚期。

中医无毒大剂量抗癌疗法最有机会治疗的还是大肠癌前病变，这包括单个的大肠腺瘤、多发腺瘤和息肉。由于大肠癌 85% 起源于癌前病变，因此治疗大肠癌前病变实际上是防治大肠癌的最佳时机，也可以说是黄金时间，可惜西医除了手术并没有特异的药物可用。

对于大肠癌的治疗，我认为应该首选手术，除非患者因出现广泛转移失去了手术机会，然而术后我都会建议患者放弃化疗，而代之以较长时间服用无毒抗癌中药，预防癌症的复发。在治疗这类患者中，都获得了理想效果，至今还未发现复发的病例，除非患者自行中断治疗。因此对于大肠癌患者来说，我的治疗方案为在术前服用中医无毒大剂量抗癌中药 2～3 周，使癌症的活跃度降到相对静止，以减少癌症在手术中的转移。术后，根据切除肿瘤标本的病理报告制订术后治疗方案，如果病理为高中分化癌症或 Ki67 在 50% 以下，就坚决放弃化疗，长期采用大剂量中医无毒抗癌治疗。

第二十七讲 胰腺癌的防治

胰腺因为有内分泌和外分泌两种功能，所以也就有内分泌和外分泌两种细胞。这两种细胞都会发生癌变，来源自内分泌细胞的癌症，叫神经内分泌癌，比较少见。神经内分泌癌恶性程度比较低，病程比较长，其实最适合用中医无毒大剂量抗癌法治疗。来自胰腺外分泌细胞的癌症，就是我们常说的胰腺癌，是一种恶性度比较高的肿瘤。

胰腺癌是一种消化道恶性肿瘤，约90%为起源于腺管上皮的导管腺癌，恶性度不一，有生长相对慢的高分化癌，也有生长快的未分化癌和小细胞癌，前者适合中医无毒大剂量抗癌疗法，后者则可配合化疗，实行中西医结合治疗。胰腺癌从部位上又可分为胰头癌、胰体尾癌和全胰癌。胰头癌占60%～70%，由于很容易阻塞胆总管，所以在临床上出现的主要症状为黄疸。胰体尾癌症占30%，胰体尾癌可破坏胰岛组织而产生糖尿病，同时伴有周围静脉血栓形成而引起脾大、门静脉高压症。全胰癌又称胰广泛癌，可由胰头、胰体、胰尾癌进一步发展而来，也有发病初期即为弥漫性的，约占胰腺癌的10%。胰头癌一旦发生黄疸，便会使患者出现严重的消化道障碍，食欲减退或伴有呕吐，从而影响中药汤剂的服用；胰体尾癌虽然较早出现转移，但因对消化道影响不大，可保障患者较长时间服足量的中药汤剂，所以在我看来，他们比胰头癌患者有更多的治疗机会。

胰腺癌早期发现很难，因为胰腺的位置位于腹腔深处，隐藏的位置较深，而内脏的感觉又非常不敏感。所以早期胰腺癌没有任何的症状，不易发现，等到出现腹痛、黄疸、消瘦等症状时，已经是胰腺癌的中晚期，病入膏肓了。

胰腺癌的 5 年生存率只有 5%～10%，是所有恶性肿瘤中生存率最差、死亡率最高的癌症，因此胰腺癌被称为癌中之王。未接受治疗的胰腺癌患者生存期约为 4 个月，接受旁路手术治疗的患者生存期约 7 个月，切除手术后患者一般能生存 16 个月，手术是唯一可能根治胰腺癌的方法。手术包括胰头十二指肠切除术、全胰腺切除术等。胰腺周围有胆管、胃、十二指肠、肝脏等，而且癌细胞很容易侵犯邻近的淋巴结、大血管，这增加了手术的难度，所以胰腺癌的根治手术很难完成。对梗阻性黄疸又不能切除的胰头癌，只能选择胆囊或胆管空肠吻合术，以缓解黄疸，这可使患者短期内减轻症状，一般生存时间也只有 6 个月左右。

既然胰腺癌如此凶险，预防胰腺癌则具有重要意义。胰腺癌的高危人群包括长期抽烟饮酒的人群，特别是年龄大于 40 岁的人群；家族里有胰腺癌患者；糖尿病患者；慢性胰腺炎患者；有胆结石，常出现胆源性胰腺炎的患者；严重肥胖、超重、高脂血症人群。有统计显示，吸烟者胰腺癌发生率是非吸烟者的 2.5 倍。香烟中含致癌物，吸入后经血液运至肝脏而被激活，之后随排入的胆汁逆行进入胰管，继而诱发胰腺癌变。调查研究发现，每天喝两杯含糖饮料的人患胰腺癌风险率明显增高，因为过多摄入甜食会加重胰腺负担，使胰腺不堪重负，有可能诱发癌变。约有 10%

胰腺癌发病归于遗传因素，有胰腺癌家族史的患者 17% 存在基因突变。

　　胰腺癌的病因不大清楚，发生与吸烟、饮酒、高脂肪和高蛋白饮食、过量饮用咖啡、环境污染及遗传因素有关；近年来发现糖尿病患者群中胰腺癌的发病率明显高于普通人群；也有人注意到慢性胰腺炎患者与胰腺癌的发病存在一定关系，慢性胰腺炎患者中发生胰腺癌的比例很高。

　　如果我们在生活当中喜欢吃红肉、高脂肪和高热量的食物，就会增加胰腺癌的发生率，尤其经常吃猪肉和牛肉有很大风险，想要降低这种风险性就要多吃水果和蔬菜。

　　既然胰腺癌的治疗如此棘手，治疗胰腺癌前病变就很有意义。癌前病变是指某些具有癌变潜能的良性病变，如不及时治疗，有可能转化为癌症。胰腺的癌前病变主要包括胰腺上皮内瘤变、慢性胰腺炎、导管内乳头状黏液性肿瘤等。对于这类患者如果服用中医无毒大剂量抗癌汤药 3 ~ 6 个月，一般可阻止胰腺癌的发生。

　　胰腺癌被称为癌中之王，可见它的凶险，如果中西医各自为政，单打独斗很难取得理想的效果，因此实行中西医合理、有效的结合，才有可能取得理想的治疗效果。在这里我根据自己的临床经验，简单谈谈治疗胰腺癌的思路。

　　如果是早期的胰腺癌，我还是首推手术，但术后不要做化疗，可在门诊长期服用大剂量无毒抗癌中药，这样的患者在临床上观察过几年，只要不中断服用无毒抗癌中药，一般是安全的，很少出现复发。然而大多数胰腺癌患者就诊时，已是中晚期，出现了疼痛、黄疸、消化道障碍等症状。这时要采用中西医结合治疗，如何为他们制订治疗方案很重要。

　　胰腺癌的种类比较多，通过活检获得病理报告，可以了解癌细胞的性质。如果是神经内分泌癌或高分化、中分化癌症，就可始终贯穿中医无毒大剂量抗癌疗法。如果是未分化癌症或小细胞癌，或者 Ki67 大于 50%，可实行中西医结合治疗，配合化疗。如果取不到病理，我们可根据临床治疗的结果，推断出癌细胞的恶性度。一般来说，如果服无毒抗癌中药有效，说明癌细胞的恶性度不高；如果服中药效果不好，控制不住癌症，说明患者癌细胞的恶性度可能较高。反之，如果化疗效果好，说明癌细胞的恶性度高；如果化疗效果不好，说明癌细胞的恶性度不高，对化疗不敏感，应停止化疗，采用无毒大剂量抗癌中药治疗。

　　至于手术，前面已经讲过，由于胰腺癌的手术难度非常大，除非是早期癌症，一般不建议盲目做手术。在我的临床中，曾采用中药与西医的无创热疗相配合治疗胰腺癌，并取得较好效果。热疗包括超声刀和微波治疗，微波治病主要是通过热效应和生物效应来实现，因为癌细胞富含水分，当微波辐射穿透组织到达病灶时，被癌细胞吸收并导致细胞内水分子运动而产热，病灶温度达到 41 ～ 43℃，可诱导癌细胞凋亡。如果肿瘤病灶温度升到 40℃持续一段时间，可抑制肿瘤内小血管生长，破坏癌细胞结构，导致癌细胞死亡；如果肿瘤温度升到 43℃持续 30 分钟，可对多数癌细胞达到治疗效果。微波治疗由于温度最高 43℃，虽然安全，但只适用于病灶小且散在的胰腺癌患者。

　　如果胰腺癌的病灶较大，特别是出现肝或腹腔转移，则可通过超声刀治疗。高能聚焦超声治疗机（简称超声刀）能准确定位，在计算机控制下通过特别的超声发射器，把数百束声波通过超声道从不同方向聚集在肿瘤上，使其转化为热能，在 0.25 秒左右使肿瘤治疗点的温度达到 70℃以上，造成肿瘤细胞瞬间变性坏死。超声刀是无创的，可通过点点成线、线线成面、面面成体的"累积效应"，依次杀伤较大体积的肿瘤。但治疗师的操作差异很大，只有碰到有经验的治疗师才能达到预期效果。超声刀虽能将体积较大的癌症病灶一点点消融掉，但却不能去根。这与另一种射频消融热疗相似，能够使癌细胞体积显著缩小，但却不能防止癌症的复发，这时可采用中医无毒大剂量抗癌疗法预防其复发。

超声刀只对肿瘤病灶有杀伤作用，一般对身体不造成伤害，不像放疗的射线在杀伤癌细胞时，也对身体中的正常细胞造成杀伤；但如果找不到有经验的超声刀医师，患者患的又恰恰是胰体尾癌，依然可以采用放疗使病灶相对缩小，然后再用中医无毒大剂量抗癌疗法长期与癌症磨。虽然不如用超声刀将病灶消掉后，再用中药治疗效果好，但毕竟也是一种"取其次"的治疗。

第二十八讲 肝癌的防治

我国是肝癌大国，全世界每年有 80 多万人被诊断为肝癌，一半以上的肝癌患者来自我国。全世界每年肝癌死亡人数超过 70 万。我国肝癌的发病率位居全球首位，这与肝炎病毒在我国曾经流行有关。乙型肝炎病毒与肝癌的相关性高达 80%。我国乙肝病毒携带者曾经高达 1.2 亿，只是由于近年乙肝疫苗的普遍接种，才使这一人群数量逐年减少。乙肝疫苗被看成是第一个抗肝癌的疫苗。然而发现还有 28.5% 的肝癌患者丙肝病毒阳性，说明丙型肝炎病毒也是肝癌重要的致癌因素。不过，丙型肝炎的疫苗至今没有研制成功，从目前的临床患者中发现，80% ～ 90% 的丙型肝炎是经血液及血液制品传播的。因此严格控制输血源，尽量减少输血或血液制品污染是减少丙型肝炎引发肝癌的有效措施。

另一个与肝癌相关的微生物是黄曲霉菌，已知黄曲霉毒素是超剧毒物质，其致癌作用比二甲基亚硝胺高 75 倍，它可诱使所有的动物发生肝癌。因此我们在日常生活中，要拒食霉变或疑有霉变的食品，尤其是霉变的玉米和花生。此外，"酒伤肝"是众所周知的，因为酒精主要通过肝脏解毒代谢，而代谢所产生的中间产物乙醛对肝细胞有直接毒害作用，会长期潜移默化地损害肝脏，继而诱发酒精性肝炎、肝硬化，直至肝癌。有研究表明，每天饮用超过 80mL 酒持续 10 年以上，患肝癌的危险比每天饮用小于 80mL 者高 5 倍。肝癌患者中 40.36% 有饮酒史，长期大量饮酒者占 33.57% ，提示饮酒对肝癌的发生有很大促进作用。

肝癌主要分为肝细胞癌和肝内胆管癌。肝细胞癌是肝癌中最常见的类型，在我国约占 75%。癌细胞是由肝细胞发展而来，形状与其分化程度有关，分化较好者的癌细胞与肝细胞类似，分化差者的癌细胞多为巨核及多核癌细胞。在形态上，还可分为结节型、巨块型和弥漫型。肝细胞癌可以有不同的生长模式，有些在肝脏中只在一个部位生长，开始是单一的肿瘤，随着疾病的发展扩散到肝脏的其他部位；另一些则在肝脏的不同部位同时发展成许多癌性小结节，这在肝硬化患者中最常见。成人原发性肝癌中 10% ～ 20% 为肝内胆管癌，其预后比肝细胞癌好。肝内胆管癌始于肝内沿小胆管排列的细胞，大多数胆管癌实际上是从肝外胆管开始的，其组织结构一般是腺癌或单纯癌。

肝癌对化疗和放疗不敏感，所以西医很少用放化疗治疗肝癌。肝癌常用的治疗方法有手术切除、介入治疗、射频消融等。对肝癌患者来说，早期诊断、早期手术切除是治愈肝癌的最佳机会，但一般要求肝癌的直径小于 3cm，这在临床上被称为小肝癌。然而早期的肝癌并不出现症状，不易发现，一旦出现症状如黄疸、食欲减退、腹胀、恶心等，已是中晚期肝癌，也就是说已病入膏肓了。这时已经失去了手术机会，我们不得不寻求其他有效的治疗。

肝癌的介入治疗是指经过股动脉插管将抗癌药物或栓塞剂注入肝动脉的一种区域性局部化疗。它是目前非开腹手术治疗肝癌的首选方法，成为西医治疗肝癌的主要方法。然而我对肝癌患者采用介入治疗不看好，因为这毕竟是一种有毒抗癌治疗。肝癌虽然也被称为癌中之王，然而肝癌与其他癌症相比，癌症的恶性度并不高，所以肝癌对放化疗不敏感。肝癌的介入治疗在局部要用化疗药，局部药物浓度较全身化疗高达数十倍。虽然可使肿瘤的体积缩小，但对身体伤害很大，也不能彻底杀死癌细胞，而残留的癌细胞具有极强的耐药性，因此癌症的病灶还会不断冒出来，尽管介入可反复做，但也压制不住癌症的顽强长势，直至治疗最后失败。依据我在临床上的观察，肝癌一般介入 3 次后，大部分都会发生肺转移。因此这种局部的介入治疗，如关起门来打狗，不给癌细胞出路，导致癌的肺转移也是必然的。

我的中医无毒抗癌治疗更希望与西医的无毒抗癌治疗相配合，对于直径小于 3cm 的肝癌用中医无毒大剂量抗癌法有一定把握，因为我治疗的成功病例大多数为早期癌症或术后不选择化疗的患者，对于中晚期癌症又失去手术机会的患者，肿瘤的体积往往较大，有的甚至巨大，如果完全靠中药，显然不切实际，因此我常常和西医有效安全无毒的治疗做配合。十几年前，射频消融和超声刀的两位领军人物几乎同时和我谈合作，他们面临的共同问题为可以把肿瘤的体积极限缩小，甚者在影像学检查中消失，但他们却不能防止肿瘤的死灰复燃，而我的中医无毒大剂量抗癌法正好可以弥补他们的不足，成为一种互补治疗。在与两位热疗的领军人物见面和交流后，使我对射频消融与超声刀（也称为海扶刀）有了更深入的了解。

肝癌的射频消融治疗是目前国内发展迅速的一种微创治疗肝癌技术。一般通过超声引导，进行肝癌病灶的精准定位，然后将射频消融针插入到肝癌的核心部位，从射频针的前端，伸出多个电极丝到达肿瘤组织内部，然后通过射频电流的输出，使得病变区域内细胞离子震荡摩擦产生热量，病灶内的局部温度可以达到90℃以上。通过这种射频技术加热来杀灭肝癌肿瘤组织，使得肿瘤细胞发生凝固性坏死，从而达到治疗肝癌的目的。

这种治疗的创伤比较大，需要麻醉，术后患者反应比较大，如出现发热、疼痛，如果在几天或一周内恢复，应该说治疗还是成功的，因为毕竟使肿瘤大大缩小了，接下来中医无毒大剂量抗癌法便有了用武之地。如果发热、疼痛持续，长久不能恢复，表明预后不好。这种情况在一些癌症患者接受超声刀治疗后也会发生，但我发现这种海扶刀的治疗方法往往是一次性的，也需要麻醉，创伤较大，因此反而使疼痛加重，如果长时间不能恢复，预后也不好。

我所要推荐的超声刀治疗是将一次性的治疗分成很多次，无须麻醉，无创无痛，安全可靠。我曾亲身体验过，如同做一次普通的理疗，患者如果有疼痛，做后疼痛会缓解、减轻。治疗师用超声刀治疗时，通过点点成线、线线成面、面面成体的"累积效应"，一点一点依次将较大体积的肿瘤缩小，如啄木鸟啄木一样，经过多次将肿瘤一点一点烧灼掉。而对于残留的癌细胞，则可用中医无毒大剂量抗癌法扫尾。我们曾有过很多成功的病例，其中不少是国外的病例。

当然用中医无毒抗癌毕竟也是治疗肝癌的有效方法，因为无毒抗癌，对身体没有伤害，而肝的癌细胞恶性度不高，用相对无毒大剂量抗癌中药比较容易控制，这就有可能与癌症长期磨，长期周旋。治疗中，我会用抗癌抗病毒的中药，也会用提高免疫力、补肝肾扶正的中药。虽然治疗的多为中晚期肝癌患者，但只要患者持之以恒地服中药，他们也能长期带瘤生存。

第二十九讲　乳腺癌的防治

　　乳腺癌的发病原因可能与遗传因素、环境因素、内分泌激素及情绪等方面的综合因素有关。多数乳腺癌细胞生长依赖雌激素，研究表明，女性一生中受雌激素影响时间越长，乳腺癌发病可能性越高。月经初潮早于12岁，闭经晚于55岁，没有分娩经历，没有母乳喂养经历等都会让女性受到更高水平的雌激素影响，因此从统计学上来讲，这些都会增加乳腺癌风险。研究还发现，致密型乳腺患癌概率较高，这是指医学影像学中的特征，通常脂肪越少，腺体越多的乳房致密度越高。

　　医生在诊治过的乳腺癌患者中，发现相当一部分女性长期生活在心理抑郁或焦虑的阴影中。不少乳腺癌患者在患病前曾经有过长期不良情绪刺激或突发的重大精神打击。因此心理因素与乳腺癌的发病关系密切，它直接影响乳腺癌的发生、发展及预后。我国金元时期的医学家朱丹溪指出："忧怒郁闷，朝夕积累，脾气消阻，肝气横逆则病乳岩。"古人说的乳岩就是西医学中的乳腺癌。许多医学专家研究调查的总结资料显示，精神紧张、性格内向、郁闷不欢等不良因素是乳腺癌发病的重要原因。

　　一些先天基因突变会增加乳腺癌发病率，其中最主要的就是BRCA1和BRCA2这两个基因。如果携带这两个突变基因，乳腺癌发病概率会增加几十倍，甚至上百倍。此外，20%～30%的乳腺癌患者 Her-2 为阳性，Her-2 是原癌基因人类表皮生长因子受体 2 基因，Her-2（+++）即 Her-2 过度表达，这种乳腺癌增殖、侵袭、凋亡抑制能力极强，预后较差。

　　乳腺癌从解剖上分为非浸润性癌和浸润性癌。非浸润性癌主要为导管内癌、小叶原位癌、导管内乳头癌、乳头湿疹样乳腺癌等，这些癌症比较局限，癌细胞未突破基底膜，属早期癌症，预后较好。浸润性癌又分为早期浸润导管癌、早期浸润性小叶癌，由于属早期，预后仍好。浸润性特殊癌主要为乳头状癌、髓样癌、小管癌等，此型分化一般较高，预后尚好。浸润性非特殊癌是乳腺癌中最常见的类型，约占 80%，主要为浸润性导管癌、浸润性小叶癌、硬癌、髓样癌、单纯癌、腺癌等，此型一般分化低，预后较上述类型差。

　　乳腺癌是一种全身性的疾病，是女性最常见的恶性肿瘤之一，极少数男性也会发生乳腺癌。乳腺癌一般需要采用手术根治为主的综合治疗方案，包括放疗、化疗、内分泌治疗，以及靶向药物治疗。

　　乳腺癌由于配合术后综合治疗，传统的"扩大超根治切除术"已被淘汰，经典根治术也很少使用；单纯乳腺切除加腋窝淋巴结清扫成为目前最常用的手术方式之一。此外，还有保乳手术也在日益推广，但一般用于早期乳腺癌患者，因为乳腺癌早期保乳治疗不影响早期乳腺癌患者生存率，保留乳房治疗后，患侧乳腺内的复发率与"传统"手术基本持平。目前国际上保乳手术已施行了几万例，证明其生存率与全乳切除者相比基本相同，可以获得与改良根治术传统方法相同的长期生存率。

　　乳腺癌患者术后西医均会给予常规的化疗，一般进行 6 次化疗，有的还会安排 8 次化疗，而我的患者在术后都不安排化疗，但会长期服用无毒抗癌中药。在我看来，乳腺癌虽然属于内分泌癌症，但整体上来说，乳腺癌的恶性度不算高，特别是早期非浸润性癌不做手术，仅用中医无毒大剂量抗癌法也有可能使患者的肿瘤消退。只是一般患者不会这样选择，西医会说把病耽误了，家里人会说她疯了，所以我一般只是建议术后不采用化疗，但要长期坚持服无毒抗癌中药。浸润性癌中特殊癌属于分化较好的癌症，非特殊癌中也有一部分癌症属高中分化癌症，这些癌症对放化疗均不敏感，因此我都会建议患者放弃化疗，长期服用无毒抗癌中药。

　　当前西医的普遍共识是乳腺癌患者在手术后必须接受化疗，以防止残存的癌细胞转移至附近的淋巴结和远端组织。国内西医更是常规严格执行这一治疗方案，但国际上的西医已经开始反思这个问题。2018 年 6 月 3 日在美国芝加哥举行的美国临床肿瘤学会的年会上，来自纽约的学者发布了研究结果，认为接近 70% 的乳腺癌患者并不需要进行化疗来巩固治疗效果。而我则认为，只有少数低分化癌症的乳腺癌患者在术后可以做化疗，但一般我只建议做 3 次化疗，然后转入中医无毒大剂量抗癌疗法。

　　乳腺癌属于激素依赖型的肿瘤，所以内分泌治疗是乳腺癌患者治疗的一部分。乳腺癌的内分泌治疗始于一百多年前，有一位外国医生切除卵巢，使一位晚期乳腺癌患者的癌症病灶全部消退，开创了乳腺癌内分泌治疗的先河。乳腺不同于其他器官，在人的整个生育期，乳腺始终会受到性激素的影响，一些乳腺癌的发生、发展也依赖于性激素的调控。体内雌激素水平病理性上升，是刺激乳腺癌细胞增生的主要因素。雌激素在绝经前主要由女性的卵巢分泌，绝经后由肾上腺和部分脂肪组织分泌。乳腺细胞中存在雌激素和孕激素受体，这些受体使得乳腺组织随着激素水平变化而增生。临床上使用一些药物阻断性激素对乳腺癌细胞的促进作用，从而达到抑制肿瘤细胞生长的目的，称其为内分泌治疗。雌激素受体 ER 与黄体酮受体 PR 则是衡量乳腺癌患者是否需要进行内分泌治疗的指标。对于绝经前的早期乳腺癌患者，主要的药物是三苯氧胺（他莫昔芬）或托瑞米芬等。对于绝经后的患者，主要是以第三代芳香化酶抑制剂为主，常用的药为伊西美坦。

乳腺癌除了激素依赖型乳腺癌外，还有两类。一类是 HER2 阳性乳腺癌。此类患者适合分子靶向治疗。HER2（人表皮生长因子受体2）会导致细胞表面 HER2 蛋白过度表达，刺激癌细胞增殖。我们可用靶向药物通过对 HER2 的抑制，达到治疗乳腺癌的目的。另一类是三阴性乳腺癌，是指雌激素受体及 HER2 均为阴性的乳腺癌。西医对三阴性乳腺癌颇感头疼，因为没有特异的治疗药物，于是他们勉强用化疗，除了毒副作用很强外，对癌细胞却因不敏感而无效。我有几位患者在做了两次化疗后，因为实在不堪忍受化疗，改用我的无毒大剂量抗癌中药治疗，最后均获得治愈。但 HER2 阳性乳腺癌的中药治疗效果并不那么乐观，必须配合西医靶向药物治疗。

抗 HER2 治疗药物主要有曲妥珠单抗，即赫赛汀，价格曾经很高。赫赛汀曾被乳腺癌患者称为"救命药"，它是全球首个针对 HER2 人源化单克隆抗体，可与 HER2 受体特异性结合，从而抑制 HER2 受体活化和过度表达。还有一类是小分子酪氨酸激酶抑制剂，代表药物为拉帕替尼，即泰立沙。拉帕替尼是一种口服新型小分子酪氨酸激酶抑制剂，可同时作用于 EGFR 和 HER2 两个靶点。拉帕替尼口服耐受性好，能够透过血脑屏障。西医都主张要长时间应用赫赛汀和泰立沙，如赫赛汀每三周用一次，连续用 1 年，泰立沙每天服药，至少连续用半年。

对于晚期乳腺癌出现远端器官转移失去手术机会的 HER2 阳性患者，她们拒绝放化疗，转而接受我的中医无毒大剂量抗癌法，在治疗一段时间后，发现癌症病灶有略微增长，显然单一用中药不足以控制这种非常凶险的乳腺癌，必须结合西医靶向药的治疗。但我不主张让患者长期服用，一方面是从经济上不想让患者增加过多负担，另一方面也是希望靶向药的短期效应能与中医无毒抗癌的长期效应相结合，从而控制这种最难治的乳腺癌。

当单纯用中医无毒大剂量抗癌治疗控制不住这种凶险的乳腺癌时，我会让患者做一个短疗程的靶向药治疗，但采用赫赛汀和泰立沙联合用药。一般会用 2 瓶赫赛汀和 3 盒泰立沙，治疗周期一个多月。我的依据是 23 个国家曾进行临床试验，发现相对于单用而言，联合应用泰立沙和赫赛汀治疗乳腺癌可获得两倍的效益。一篇发表在《柳叶刀》的文章指出，在乳腺癌患者中清除残余癌细胞的比率，联合用药组为 51%，单独用赫赛汀组为 30%，单独用泰立沙组为 25%。

以往泰立沙或赫赛汀都是用于乳腺癌术后的辅助治疗，但英国癌症研究院的研究人员表示，手术前使用赫赛汀与泰立沙，可以有效缩小 HER2 阳性乳腺癌，甚至使肿瘤消失。这一实验将两种常用的 HER2 阳性乳腺癌治疗药物赫赛汀与泰立沙尼联合使用，在 257 名 HER2 阳性乳腺癌女性患者身上进行测试。起初，研究者的意图是希望手术前使用这两种药物以缩小肿瘤，为的是让手术更容易进行。结果在使用 11 天之后，有 11% 的乳腺癌患者癌细胞完全消失，17% 的乳腺癌患者体内仅有微小残留病灶，即肿瘤直径不足 5mm。这项研究表明，将赫赛汀和泰立沙联合用于晚期 HER2 阳性乳腺癌患者，有可能使癌症短时间内缩小，这种治疗与我的中医无毒大剂量抗癌疗法正好可以互补，总的来说，这是一种中西医结合的无毒抗癌治疗。

第三十讲　宫颈癌的防治

　　宫颈癌发病率居女性恶性肿瘤的第二位，仅次于乳腺癌，我国宫颈癌的发病率和死亡率均占世界的 1/3。每年全球大约有 50 万例新发宫颈癌病例，其中有 20 余万人死于宫颈癌。我国每年新发宫颈癌病例约 13 万人，死亡约 3 万人。

　　20 世纪 80 年代，德国科学家豪森发现人乳头瘤病毒（HPV）感染是宫颈癌发病的主要病因。宫颈癌是世界上第一个明确病因的肿瘤，因而豪森在 2008 年获得诺贝尔医学奖。患宫颈癌的患者 99.8% 都测到了人乳头瘤病毒感染，即 HPV 阳性。HPV 病毒是一种双链 DNA 病毒，具有球形外壳，直径 55nm，主要感染皮肤黏膜上皮，导致不同病变。目前已经鉴定的 HPV 病毒超过 200 种，至少 30 种与生殖道黏膜感染相关。高危型人乳头瘤病毒是指生殖道感染的 HPV 病毒。最常见的型别即 16、18、6、11 型。HPV6 和 HPV11 型经常感染外阴、肛门、阴道等部位，属于低危型别，湿疣或宫颈上皮内轻度病变妇女中多见，与宫颈浸润癌无明显关联；而 HPV16 和 HPV18 型则属于诱发宫颈癌的高危型别。

　　随着 HPV 疫苗的应用及宫颈癌筛查的广泛实施，宫颈癌新发病例在发达国家呈明显下降趋势，但在发展中国家，宫颈癌仍然是严重威胁女性健康的重要疾病。女性一生中生殖道 HPV 感染率约 80%，但 90% 的女性都可以通过自身免疫力把病毒清除掉。感染后，大部分女性会在 9 ～ 16 个月内，通过自身免疫力将病毒清除。30%～ 50%感染者会出现宫颈上皮细胞轻度病变，但在病毒清除后 3 ～ 4 个月内，会逐渐恢复正常。但也有 5%～ 10% HPV 感染者，因自身免疫因素或其他因素不能将病毒清除，并在体内维持高水平病毒载量，成为 HPV 持续感染者。这是导致宫颈癌的高危因素，逐步发展会引发宫颈不典型增生，进而形成宫颈原位癌，最终发展为宫颈癌。

宫颈重度上皮内瘤样病变是癌前病变，它具有可逆性，即一部分病变可自然消失，但它还具有进展性，即病灶可发展，甚至癌变。宫颈癌的发生和发展有一个渐进的演变过程，时间可从数年到数十年，一般认为这个演变过程经过几个阶段：增生—不典型增生—原位癌—早期浸润癌—浸润癌。

对来自世界各国的宫颈癌组织标本的研究发现，HPV16 和 HPV18 型感染率最高，在检出的所有型别中，HPV16 占 50%，HPV18 占 14%，HPV45 占 8%，HPV31 占 5%，其他型别的 HPV 占 23%。HPV 的型别与宫颈癌的病理类型有关，在宫颈鳞状上皮细胞癌中 HPV16 占主要地位，而在宫颈腺状上皮细胞癌和宫颈腺鳞细胞癌中 HPV18 占主要地位。HPV16、HPV18 型感染很普遍，没有明显的地区差异，但有些 HPV 型别有地理位置的差异。中国大陆和中国台湾 HPV 感染型别中 HPV52 和 HPV58 型检出率较高。HPV45 型在非洲宫颈癌中很常见，而 HPV39 和 HPV59 型仅在美洲宫颈癌中出现。

从宫颈癌前病变发展到恶性的浸润性癌需 5 ～ 10 年的时间。在宫颈癌前病变阶段，积极治疗是预防宫颈癌的重要一环，但西医对病毒没有特效药物，特别是 HPV 具有几十种亚型病毒与人类生殖道感染有关，所以几乎杜绝了西医研发特异性抗病毒化学药物的可能。而中药抗病毒的作用却是广谱的，例如我在美国测试了对疱疹病毒有效的 4 味中药，在临床上用于 HPV 病毒同样有效。西医对于轻度的宫颈癌前病变只是观察；对中度的宫颈癌前病变实施干扰素等免疫治疗，如果无效则采取手术切除有癌变倾向的病灶。而我治疗宫颈癌前病变患者，一般采用抗病毒、防癌抗癌、提高免疫力的中药治疗 3～6 个月，再回去找西医检查，被告知可以免除手术，因为不典型增生的病灶已消失。

从 2006 年起，宫颈癌就再也肆虐不起来了，因为这一年默克制药公司和葛兰素史克公司宣布第一款宫颈癌疫苗上市。这也是世界上第一个癌症疫苗。宫颈癌疫苗，又称为 HPV 疫苗，这是世界上第一个可以预防癌症的疫苗。现在市场上分二价、四价、九价宫颈癌疫苗，一般接种二价疫苗即可达到有效预防宫颈癌发生的目的，因为它是针对 HPV16 和 HPV18 型这两个最普遍的高危型 HPV，这两型 HPV 感染可占到宫颈癌患者的大部分。四价疫苗在二价疫苗的基础上增加了 2 个低危型 HPV（6、11），其作用是同时也预防生殖器尖锐湿疣。九价疫苗是在四价疫苗的基础上又增加了 5 个 HPV 高危亚型（31、33、45、52、58），从而进一步提高预防宫颈癌的效果，有效率可达到 92%。

西医治疗宫颈癌的方法有手术、放疗、化疗、靶向治疗和免疫治疗。早期或孤立复发病灶适合手术治疗。宫颈癌绝大部分是鳞癌，对放射线敏感，通过体外和腔内放疗使宫颈局部达到肿瘤致死的最大放射剂量。免疫、靶向治疗是近几年治疗晚期复发性宫颈癌的新方法。宫颈癌术后易复发，半数以上患者在一年左右复发。

　　宫颈癌的病因非常简单，就是长期 HPV 病毒的感染，因此抗病毒应该成为治疗宫颈癌之本，虽然西医的宫颈癌疫苗是预防癌症里程碑式的成功，但对于已经患了宫颈癌或已经感染了 HPV 病毒的宫颈癌前病变患者，西医却不能用疫苗进行治疗。西医采用手术、放疗、化疗、靶向治疗和免疫治疗，但却没有抗病毒的治疗。宫颈癌与肝癌有些类似，起因于病毒长期慢性感染，癌变的过程长达 10 年，这种渐变性的癌症恶性度往往不高。为此，我不建议宫颈癌患者用化疗，因为癌细胞对化疗药物不敏感，用之杀不死癌细胞，反而把自身伤了。

　　对于早期的宫颈癌患者，我认为用大剂量无毒抗癌、抗病毒、提高免疫力的中药有可能将病灶消除，就像将宫颈癌前病变消除一样，只是需要服中药的时间延长。更多的患者是在手术后寻找中医治疗，依据患者的病理报告，我会劝说她们放弃化疗，代之以中药抗癌抗病毒。选择对她们来说，开始是纠结的，因为要放弃正规的西医治疗不是一件容易的事，此时选择中医抗癌，对她们来说或许有一定的风险。可是一旦她们选择了我的中药，并且持之以恒地服用，在服用半年或一年后，她们会发现，不仅癌症没有复发，而且 HPV 病毒转阴了。

　　对于晚期宫颈癌失去手术机会的患者，由于病灶较大，完全靠中药可能控制不住，这时要借助西医的治疗。宫颈癌中 95% 为鳞癌，5% 为腺癌。放疗对鳞癌相对敏感，因此病灶较大的宫颈鳞癌患者可以用放疗。放疗采用体外照射和内腔照射，也可两者合用。但我不主张用化疗，取而代之的是以大剂量抗癌、抗病毒、扶正的中药贯穿始终。

第三十一讲　前列腺癌的防治

　　前列腺癌是男性泌尿生殖系常见的恶性肿瘤。在所有器官的恶性肿瘤中，前列腺癌的自然病史是最独特的，它变化多端，因人而异，难以预料，不像其他器官的恶性肿瘤那样都以险恶结果告终。前列腺癌的确切病因至今尚未明确，可能与基因改变相关。如雄性激素受体相关基因的改变会导致前列腺癌患病风险增高；基因改变越多，患前列腺癌的危险越大。在少数情况下，前列腺癌可能表现出遗传性。大多数患者肿瘤可潜伏很长时间，甚至终身不被发现。据美国统计，人群中50岁以上男性尸体解剖前列腺癌发生率占30%，而前列腺癌临床发病率只有1%，病死率仅0.3%。近10年来，中国前列腺癌发病率快速上升，年均增长率已经达到12%。

　　前列腺癌可分为以下几种：

　　①前列腺偶发癌。在切除增生的前列腺组织中，组织学检查发现为前列腺癌。其组织学表现为分化较好的腺癌，以管状腺癌和筛网状腺癌为主，少数为低分化腺癌。在国外，前列腺偶发癌的发病率为10%～30%，国内发病率为5%左右。

　　②前列腺潜伏癌。指在生前没有前列腺疾病的症状和体征，在死后尸检中由病理学检查发现原发前列腺癌。潜伏癌可发生在

前列腺的任何部位，但以中心区和外周区多见，常为分化好的腺癌。其发病率，国外报道为 18% ～ 50%，国内报道约为 34%。统计学研究表明，前列腺潜伏癌的发病可能与环境及遗传因素有关。

③前列腺临床癌。通过指诊、超声、CT 或核磁共振等检查诊断为前列腺癌，并经过活检细胞病理证实。也可通过患者血清 PSA 增高来协助诊断。PSA 是前列腺特异性抗原的简称，正常人的 PSA 主要存在于精液当中，在血清中存在的 PSA 非常低。当前列腺发生病变时，PSA 就可能会出现外流现象，血液中的 PSA 浓度迅速升高。如果患者的 PSA 异常，通过穿刺活检等可最后确诊前列腺癌。

前列腺癌也被形容为"沉默的杀手"，疾病早期不易被发现，约 2/3 的癌症患者在确诊时病情已发展至晚期，这时至少有 65% ～ 75% 的前列腺癌患者发生骨转移，同时晚期前列腺癌患者还会出现情绪低落、消沉、失眠、抑郁、全身乏力等症状。

医学界在很长一段时间内，采用切除睾丸和服用大剂量雌激素来治疗晚期前列腺癌。但这种手术去势治疗给患者的心理、生理会产生双重打击，不过由于治疗价格廉价、简单，仍然有一部分晚期前列腺癌患者选择这种治疗方案。

前列腺癌是多发的老年男性恶性肿瘤，过去由于人均寿命低，诊断手段落后，大众对于前列腺癌的认知度偏低，所以前列腺癌的诊断率、发现率都非常低。而现在，由于人口老龄化加剧、生活方式与饮食结构改变，在过去 10 年间，我国前列腺癌的发病率呈上升趋势。

前列腺癌内分泌药物治疗的发展，使前列腺癌的手术逐渐边缘化，越来越多的患者选择保守治疗。前列腺癌是一种雄激素依赖性肿瘤，抑制雄激素分泌和阻断雄激素受体可诱导前列腺癌细胞凋亡，能够在一定时期内控制住肿瘤。前列腺癌细胞的生长需要雄激素的支持，前列腺癌细胞的生长和分化都依赖于雄激素，因此降低体内雄激素水平，就可以促进前列腺癌细胞的凋亡，抑制癌细胞生长。

　　内分泌治疗第一类是抑制睾酮分泌的药物，这种药物能够抑制睾丸分泌睾酮，达到药物去势的目的，其治疗效果和手术切除睾丸相似。主要代表药物有戈舍瑞林（诺雷得）、亮丙瑞林（抑那通）、曲普瑞林（达菲林）等。第二类是阻断雄激素受体的药物，如比卡鲁胺（康士得）等。第三类是抗肾上腺来源雄激素的药物，这类药物能够抑制肾上腺激素水平，从而阻断肾上腺合成雄激素通路，代表药物有糖皮质激素、酮康唑等。

　　许多前列腺癌患者发现时已到晚期，多数发生了骨转移，这时无论用化疗，还是用中医无毒大剂量抗癌法都无法控制前列腺癌的骨转移，但我在临床上发现一种锶疗法具有不错的效果。有文献报道，15 例前列腺癌骨转移患者采用氯化锶治疗骨转移病灶及疼痛，结果 6 个月后随访，9 例患者的骨转移病灶消失，疼痛消失 9 例，疼痛减轻 6 例，而且患者血常规正常，肝肾功能无异常，因此氯化锶可作为一种治疗前列腺癌骨转移的理想药物。氯化锶一般 3 个月静脉注射一次，如果配合每月一次的骨转移针唑来膦酸，疗效还会进一步提高。

　　由于前列腺癌的恶性度不高，许多癌症处于隐匿状态，与机体长期和平共处，带瘤生存 10 年也很常见。因此中医无毒大剂量抗癌疗法非常适合治疗前列腺癌，尤其是生长缓慢的老年前列腺癌。前列腺癌从慢性前列腺炎—前列腺增生—早期原位癌—前列腺癌会经历一个漫长的过程，因此在这个漫长的阶段，用内服和外用的抗癌抗增生清下焦湿热的无毒中药，可在不同阶段阻断癌变过程，预防前列腺癌的发生。

对于早期的前列腺癌，以大剂量无毒抗癌中药持续用药，有可能使早期的病灶消退。对于中晚期前列腺癌，我一般反对用放化疗，而希望与西医的无毒无创伤的治疗相结合。我曾与超声刀专家配合治愈了一位美国的前列腺癌患者，因为他是一位美国医生，结果震惊了美国癌症协会，后来他们送来了一个又一个患者，其中不乏好莱坞明星、导演和20世纪奥运会冠军，他们受益于中西医结合的无毒抗癌治疗，他们的故事被写在我的另一本书中。

然而随着超声刀专家的退休，中医无毒抗癌与超声刀结合治疗前列腺癌便戛然停止，因为再也找不到一位超声刀治疗师能够用无创的超声刀消除癌症病灶却不伤及前列腺的正常组织。因此我目前治疗前列腺癌只能与内分泌治疗相配合。前列腺癌毕竟是一种激素依赖性癌症，所以治疗前列腺癌，应该合理地使用内分泌药物。我一般采用大剂量无毒抗癌中药与西医内分泌药交替使用，而不是如同一般西医将一种内分泌药物一直用到耐药为止，然后再换另一种内分泌药，当内分泌药全部耐药后，就不得不用化疗，直至治疗失败。而我治疗前列腺癌患者一般先用无毒大剂量抗癌中药，控制的时间越长越好，当出现癌症控制不住的征兆时，例如PSA显著上升，这时应尽快使用内分泌药物，而中药改为七分补三分攻；3个月后，如PSA降至正常，停用内分泌药，中药改为七分攻三分补，这段治疗时间拖得越长越好，最好超过3个月，直至PSA再度飙升，才重新用内分泌药。这种交替、间歇应用内分泌药的方式，配以中医无毒大剂量抗癌法，可以使前列腺癌患者长期带瘤生存，有的患者经历长时间与癌磨，不与癌搏的治疗，最终获得治愈。

第三十二讲　喉癌的防治

　　近10年来，喉癌的发病率呈增长趋势。喉是重要的发音器官，对喉癌患者的治疗，不仅会对患者的发音产生影响，也会对患者的心理产生影响。

　　喉癌可分为原位癌、早期浸润癌和浸润癌三种类型。原位癌较少见，经过一段时间可发展成浸润癌；喉浸润癌绝大多数为高分化鳞癌，低分化鳞癌少见，好发年龄为50～70岁。喉癌的发生病因不明，可能与过度长期吸烟、喝酒、受到有害化学气体刺激有关。人乳头瘤病毒（HPV）可引起喉乳头瘤，被认为是喉癌的癌前病变。喉是第二性征器官，被认为是性激素的靶器官。喉癌患者男性明显多于女性。临床研究发现喉癌患者睾酮水平高于正常人。

　　喉癌与相邻的上颌窦癌、口腔癌均属恶性度不高的癌症，它们应该属于同一类癌症。上颌窦癌以鳞癌为主，此外还有乳头状癌、基底细胞癌、腺癌等；舌癌几乎全是鳞癌；而口唇癌、牙龈癌、口底癌、颊黏膜癌大部分也为鳞癌；这类癌症均属低恶性度癌症。西医的放化疗适合治疗高恶性度癌症，对于低恶性度癌症却不敏感，使不上力，如同机关枪打蚊子，或者就是"杀敌一千，自损八百"的疗法。放化疗并不能阻止癌症生长的步伐，放化疗杀不死癌症，却使癌细胞的耐药性越来越强，同时还可使癌细胞发生变异。随着治疗的不断推进，放化疗的毒副作用对身体的伤害也日积月累，越来越严重，为了控制癌症，西医不得不加大放化疗的剂量，结果引发恶性循环，治疗越来越被动，最后的治疗是残酷和痛苦的。

我在门诊遇到一位喉癌患者张某，他一年前患喉癌，做了手术，术后做了放疗以预防癌症的复发。一年后，张某的喉癌复发了，他开始出现声音嘶哑、咳嗽、吞咽困难等症状。张某到肿瘤医院复查，告知复发的病灶比原发的病灶还要大，手术很难把复发的病灶完全切除干净，他们做不了这个手术，建议张某到北京同仁医院耳鼻喉科找一位主任，或许那位专家是北京唯一能做这个手术的人。张某随后找到了这位专家，在用喉镜检查之后，被告知这个手术他能做，但是一个高难度手术，并有一定风险，所以术后要在 ICU 住院一个月，需要准备 20 万元。张某没有钱，只好到处寻找中医治疗，结果他就这样撞到了我的门诊。

他第一次来医院挂我的号是儿子陪的，那时他声音嘶哑，几乎说不出话。我诊脉看舌后，为他开了大剂量无毒抗癌汤药，嘱咐他要买一个 6L 的电药锅，每剂药煎 3 次，一天喝 3～4 杯，一定要喝到位。两周后，张某来复诊，声音嘶哑好多了，于是信心大增。又服了一个月中药，再来时声音已完全不哑，说活滔滔不绝。张某其实是个开朗的人，或许是病情的好转使他的心情格外愉快，于是每次来，他会说很多话，他说过去还有吞咽困难不适感，现在已全无，感觉喉部非常松快，自认为肿瘤一定消了。我说肿瘤可能在缩小，但还是要继续服药，争取一鼓作气让肿瘤完全消掉。结果张某在服了 3 个月中药后，按捺不住，做了喉镜和

CT 检查，竟然找不到肿瘤的病灶。后来每 3 个月查一次，连查两次均找不到癌症的任何踪迹。张某继续间歇吃了半年的中药，现在他已停止了所有的治疗，因为他的喉癌已被彻底治愈。

喉癌及口腔中其他癌症如果处在早期，手术应该是首选，这是治愈的最佳机会，当然有的患者因惧怕手术，选择中医无毒大剂量抗癌，如果中药能吃到位，同样有可能使肿瘤完全消退。而选择手术的患者，术后往往会采用放化疗预防癌症的复发，我建议放弃放化疗，而选择用中医无毒抗癌扶正提高免疫力的疗法，这不仅能更有效地控制癌症，而且能减少对身体的损伤，使体内阴阳平衡，体质增强。

对于中晚期喉癌的治疗，如果尚未做过放化疗又失去手术机会的患者，坚持一开始仍以中医无毒大剂量抗癌疗法，同时密切观察疗效，如果在服用中药数月后发现肿瘤缩小，要坚持自己的治疗；如果肿瘤的体积增大，可配合用放疗，因为无论是喉癌，还是口腔癌、上颌窦癌，基本上都是鳞癌，对放疗相对敏感。但癌症无论处在何阶段，始终不要用化疗，因为化疗对喉癌不敏感，只会帮倒忙，杀不死癌症，反而把身体伤了。因此对中晚期喉癌，我的建议是可以做放疗，但切记不要做化疗，而中医无毒大剂量抗癌治疗要贯穿始终。总之，对于喉癌一类的低恶性度癌症，中医无毒抗癌比西医的有毒放化疗更适用、更有效。